DU GUACO

ET DE

SES PROPRIÉTÉS HYGIÉNIQUES ET MÉDICALES

OU

Moyens simples, faciles, mis à la portée de tout le monde, pour se préserver du CHOLÉRA et le combattre efficacement à tous ses degrés, à toutes ses périodes; pour neutraliser les virus et guérir les plaies de mauvaise nature, ulcères contagieux, etc.

PAR

N. PASCAL (DES BASSES-ALPES)

Rédacteur en chef du MOUVEMENT MÉDICAL.

AVEC LES OBSERVATIONS

DE

MM. **BOURNEVILLE,** rédacteur au *Journal de Médecine mentale* (choléra d'Amiens, 1866); **CHABERT,** ancien médecin des armées de l'empire français, inspecteur général en retraite du corps de santé militaire de la république mexicaine, membre de plusieurs académies de médecine et autres sociétés savantes de France et de l'etranger; **SENEZ,** chirurgien en chef à bord du brick de l'État *l'Adonis;* **GRÉGOIRE,** médecin à Guadalaxara, recueillies durant les épidémies de 1853 et 1854.

Et un résumé des applications de l'alcoolé de guaco dans le pansement des plaies de mauvaise nature, gangréneuses, virulentes, ulcères aux jambes chez les vieillards, dans le traitement de l'ophthalmie purulente, etc., etc., par MM. les docteurs **GALLIGO, PELLIZARI, GRILLI,** en Italie; **BERNARD, CHAUMÉRY;** Melchior **ROBERT,** chirurgien en chef de l'hôpital de Marseille; **DIDAY, ROLLET,** ex-chirurgiens en chef de l'hospice de l'Antiquaille (Lyon); **CALVO,** médecin des prisons de la Seine; **DE LANGENHAGEN,** médecin de l'hospice des Diaconesses; **COSTILHES,** médecin de Saint-Lazare; **BÉRENGER-FÉRAUD,** médecin de S. A. I. le prince Napoléon; **RICORD,** ex-chirurgien en chef de l'hôpital du Midi; **BAUCHET, Ad. RICHARD,** chirurgiens des hôpitaux, professeurs agrégés à la Faculté de médecine de Paris, etc.

PARIS

CHEZ A. DELAHAYE, LIBRAIRE-ÉDITEUR,

PLACE DE L'ÉCOLE-DE-MÉDECINE,

Et aux bureaux du MOUVEMENT MÉDICAL, 33, rue Monsieur-le-Prince.

1866

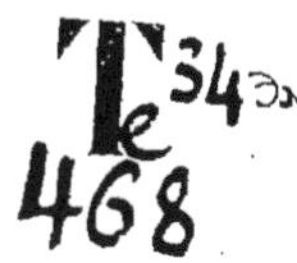

DU GUACO

ET DE

SES PROPRIÉTÉS HYGIÉNIQUES ET MÉDICALES

PARIS. — IMPRIMERIE VICTOR GOUPY, RUE GARANCIÈRE, 5.

DU GUACO

ET DE

SES PROPRIÉTÉS HYGIÉNIQUES ET MÉDICALES

OU

Moyens simples, faciles, mis à la portée de tout le monde, pour se préserver du CHOLÉRA et le combattre efficacement à tous ses degrés, à toutes ses périodes; pour neutraliser les virus et guérir les plaies de mauvaise nature, ulcères contagieux, etc.

PAR

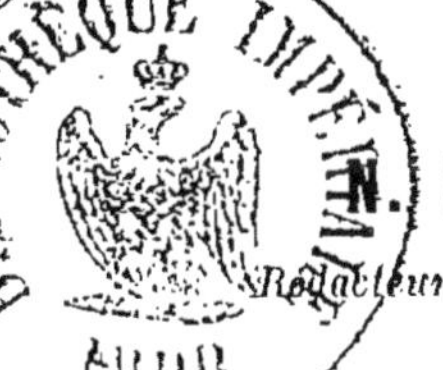

N. PASCAL (DES BASSES-ALPES)

Rédacteur en chef du MOUVEMENT MÉDICAL.

AVEC LES OBSERVATIONS

DE

MM. **BOURNEVILLE**, rédacteur au *Journal de Médecine mentale* (choléra d'Amiens, 1866); **CHABERT**, ancien médecin des armées de l'empire français, inspecteur général en retraite du corps de santé militaire de la république mexicaine, membre de plusieurs académies de médecine et autres sociétés savantes de France et de l'étranger; **SENEZ**, chirurgien en chef à bord du brick de l'État *l'Adonis*; **GRÉGOIRE**, médecin à Guadalaxara, recueillies durant les épidémies de 1833 et 1854.

Et un résumé des applications de l'alcoolé de guaco dans le pansement des plaies de mauvaise nature, gangréneuses, virulentes, ulcères aux jambes chez les vieillards; dans le traitement de l'ophthalmie purulente, etc., etc., par MM. les docteurs **GALLIGO, PELLIZARI, GRILLI**, en Italie; **BERNARD, CHAUMÉRY**; Melchior **ROBERT**, chirurgien en chef de l'hôpital de Marseille; **DIDAY, ROLLET**, ex-chirurgiens en chef de l'hospice de l'Antiquaille (Lyon); **CALVO**, médecin des prisons de la Seine; **DE LANGENHAGEN**, médecin de l'hospice des Diaconesses; **COSTILHES**, médecin de Saint-Lazare; **BÉRENGER-FÉRAUD**, médecin de S. A. I. le prince Napoléon; **RICORD**, ex-chirurgien en chef de l'hôpital du Midi; **BAUCHET, Ad. RICHARD**, chirurgiens des hôpitaux, professeurs agrégés à la Faculté de médecine de Paris, etc.

PARIS

CHEZ A. DELAHAYE, LIBRAIRE-ÉDITEUR,

PLACE DE L'ÉCOLE-DE-MÉDECINE,

Et aux bureaux du MOUVEMENT MÉDICAL, 33, rue Monsieur-le-Prince.

1866

A Monsieur Brun, à Marseille.

Mon cher Ami,

Après avoir, autant qu'il dépendait de moi, terminé mes recherches sur le guaco, j'ai voulu offrir le résumé de ces recherches à l'un de mes vieux amis bien dévoué au progrès démocratique. — Votre nom est venu tout naturellement se placer sur le bec de ma plume. C'est qu'il me serait difficile de songer à un acte de courageux dévoûment, de générosité absolue, sans que votre nom parlât aussitôt à mes souvenirs de près de vingt ans.

Ajoutez qu'en cette occasion il s'agit de vulgariser une découverte qui doit avoir pour le peuple d'immenses résultats, et vous conviendrez que la dédicace de l'opuscule établissant la réalité de cette découverte vous était bien naturellement, bien légitimement due.

Aurais-je pu inscrire en tête de ce travail un nom connu dans la science et cher à mon affection? Nul doute à cela. Mais, mon travail s'adresse aux populations que le choléra épidémique a visitées et visitera malheureusement encore, pour les décimer, tant que l'hygiène et la médecine ne seront point parvenues à le faire entrer dans le cadre des maladies ordinaires, par une médication sérieuse.

C'était donc bien à un ami du peuple qu'appartetenait la dédicace de ce travail.

Vous avez connu toutes mes tribulations, depuis que j'ai accepté de vérifier les propriétés hygiéniques et médicales du guaco; aujourd'hui l'expérience me permet d'espérer que ces tribulations porteront leurs fruits. C'est là, mon cher ami, pour un vulgarisateur, une consolation bien douce.

Je l'ai dit dans cet opuscule, trop rapidement écrit, l'emploi du guaco contre le choléra date de 1833. Expérimenté en 1854, il a donné les mêmes succès; en 1866 les résultats obtenus à Amiens et à Paris ont confirmé les résultats antérieurs. Je ne suppose donc plus que, malgré son immobilisme, la vieille École de pharmacie de Paris, la vieille Académie de médecine puissent ni empêcher ni retarder le triomphe de cette médication.

J'ai tenu, pour ma part, à parfaire toutes les recherches expérimentales qui devaient inspirer à tout le monde une juste confiance dans l'efficacité de ce nouveau médicament. Aucun sacrifice ne m'a coûté pour atteindre ce but. — Je n'étais pas tenu de faire davantage.

Il me resterait maintenant à m'acquitter envers ceux qui, comme vous, m'ont soutenu durant cette longue période de recherches; mais, quelque vive que soit mon affection pour eux, quelque pressant que soit le devoir, je sens bien que toujours je lutterai contre l'impossible.

Je dépose donc ici pour vous, Yvan, Sauve, Thourel, Francoul, Ch. Dupont, E. de Pontevès, V. Camoin, Chaniel, et tant d'autres vieux amis, l'expression de mon affection la plus vive. Et j'affirme, par votre amitié même, que l'hygiène et la médecine possèdent, dans le GUACO, un moyen véritablement efficace pour combattre le choléra. Combien de temps faudra-t-il lutter encore pour vulgariser cette importante et si utile vérité?— Je l'ignore. — Mais qu'est-ce que la vie elle-même, sinon la lutte? Et la lutte pour la Vérité, qu'est-elle, sinon le principe même de la vie?

Marchons donc sans nous préoccuper d'autre chose que savoir si nous luttons pour la Vérité et L'INTÉRÊT DE TOUS.

N. PASCAL.

DU GUACO

ET DE SES PROPRIÉTÉS HYGIÉNIQUES ET MÉDICALES

CHAPITRE PREMIER

Emploi du guaco dans le traitement des plaies de mauvaise nature, ulcères variqueux, contagieux, en injection, etc.

Dix années d'expériences dans les hôpitaux de Paris, Lyon, Marseille, Florence, Livourne, etc., etc., ont mis hors de doute les propriétés antiseptiques du mikania guaco, et consacré la réputation et la place que l'alcoolé de guaco formulé par nous a définitivement conquise dans la thérapeutique et la pratique médicales.

Dans un premier travail, présenté à l'Académie de médecine, nous avons relaté l'histoire, la découverte de ce végétal, ainsi que les observations cliniques recueillies par les praticiens qui avaient bien voulu employer les préparations ayant cette plante pour base.

Durant cette première période de nos travaux, la tâche fut assez facile. Les noms des savants illustres qui s'attachaient à la découverte du guaco, parmi lesquels il faut citer Mutis, le savant quinologiste espagnol, Humboldt et Bomplandt, Bertero, Vargas, Chabert, etc., qui tous avaient parlé de ses propriétés merveilleuses, de son action puissante, dans la neutralisation du venin des serpents, conviaient les hommes de science à l'examen des résultats annoncés. Aussi, dès le début, les docteurs Galligo, Pellizzari à Florence, Melchior Robert à Marseille, Didáy, Rollet à Lyon, Bauchet, Costilhes, Adolphe Richard, de Langenhagen, Calvo, Bérenger-Féraud et Ricord à Paris, nous prêtèrent un concours efficace et dévoué.

Par eux, le mode d'emploi de l'alcoolé de guaco fut définitivement fixé, soit dans le pansement des ulcères et des plaies de mauvaise nature, gangréneuses, pseudo-membraneuses et virulentes, ulcères aux jambes chez les vieillards ; soit dans les injections de cet alcoolé, pour combattre les flueurs blanches et autres écoulements des organes génito-urinaires chez l'homme et chez la femme. Enfin, pour arrêter sûrement et d'une façon rapide tous les accidents de l'ophthalmie purulente des nouveaux-nés et des nourrices, nul agent thérapeutique ne donna d'aussi prompts ni d'aussi brillants résultats.

La partie importante de notre publication devant être aujourd'hui la prescription, l'emploi du guaco à l'intérieur, et notamment dans le traitement du CHOLÉRA épidémique, la dysentérie, etc., nous ne citerons qu'en abrégé l'opinion des hommes de science sur l'action curative de ce nouveau médicament dans ses applications ou usages externes.

En nous transmettant les observations des cas nombreux de guérison qu'il avait obtenus, pendant trois ans d'expérimentation, Melchior Robert disait :

« Je pourrais multiplier encore les citations, mais je

m'en dispense, pensant que les observations que je vous
envoie suffiront pour vous prouver que je n'ai pas été indifférent à votre découverte, et pensant aussi que vous
pourrez, en les joignant à d'autres, en faire un faisceau
qui démontrera les avantages de votre liquide *neutrali-
sant* et *prophylactique* (préservatif).

« 1° EN RÉSUMÉ, LA VERTU CURATIVE, LOCALE ET NEU-
TRALISANTE DU GUACO EST POUR MOI UN FAIT HORS DE
DOUTE; ET JE CROIS A SON EFFICACITÉ D'AUTANT PLUS CER-
TAINE QU'ON L'EMPLOIE A UNE ÉPOQUE PLUS RAPPROCHÉE
DU DÉBUT DU MAL.

« Je considère donc le guaco comme une liqueur qui
pourra rendre les plus grands services après un *contact
suspect*. Les plaies secondaires se trouvent très-bien de
de ce mode de pansement et d'attouchements.

« LE GUACO EST UN BON LIQUIDE QUI PEUT RENDRE DE
GRANDS SERVICES AU TRAITEMENT ET A LA PROPHYLAXIE
(*préservation*) DES MALADIES VÉNÉRIENNES. »

A son tour, M. le docteur Bauchet dit : « J'ai expérimenté à l'hôpital du Midi, pendant que je remplaçais
M. Ricord, une préparation dite au guaco, que M. Pascal
a mise à ma disposition.

« Cette préparation consiste en une solution limpide,
un peu jaunâtre et d'une odeur qui rappelle un peu celle
du chloroforme et de la reinette.

« Cette solution ne tache pas et est d'un emploi facile
et commode. »

Après avoir indiqué les cas où il a expérimenté cet alcoolé, M. Bauchet ajoute : « JE PENSE QUE CETTE PRÉPA-
RATION, QUI EXCITE ET MODIFIE LES PLAIES ET LES SUR-

FACES EN SUPPURATION , EST PRÉFÉRABLE A LA PLUPART DES AUTRES TOPIQUES LIQUIDES QUE NOUS POSSÉDONS , TELS QUE VIN AROMATIQUE, ALCOOL CAMPHRÉ, ETC. CETTE PRÉPARATION M'A PARU AGIR MIEUX QUE LA TEINTURE D'IODE OU LES SOLUTIONS FERRICO-POTASSIQUES DANS CERTAINES PLAIES SPÉCIFIQUES FOURNISSANT UNE ABONDANTE SUPPURATION.

« Elle m'a donc paru agir comme liquide excitant et modificateur... »

Dr BAUCHET,

Chirurgien des hôpitaux, professeur agrégé à la
Faculté de médecine de Paris, etc., etc.

Dans une lettre que nous adressait M. le docteur Adolphe Richard, à la suite des nombreuses expériences faites à Lourcine, il ajoute l'appréciation suivante sur le guaco. (V. Pascal, deuxième Mémoire à l'Académie impériale de médecine, Paris, 1861.)

« Mon cher Monsieur Pascal,

« Nous avons assez largement employé le guaco dans mon service de Lourcine, pour que nous puissions désormais être fixés sur son efficacité. — *Le fait est que c'est un excellent topique.*

« Dans la vaginite, l'emploi des tampons imbibés de *glycerolé* de *tannin* reste ma pratique de prédilection; mais souvent on éprouve le besoin de changer parce que la muqueuse vaginale finit par s'habituer au médicament

toujours le même ; le *guaco* me paraît alors tout à fait
indiqué.....

« J'ajoute que son application paraît peu douloureuse. »

Dr ADOLPHE RICHARD,

Chirurgien des hôpitaux, professeur agrégé à la Faculté
de médecine de Paris, etc., etc.

Paris, 12 septembre 1861.

Après deux ans de nouvelles expériences, le docteur
Melchior Robert complétait, dans les termes suivants, son
appréciation sur les propriétés du guaco :

« Je vous ai promis quelques documents relatifs à vos
préparations de guaco, je tiens à remplir ma promesse.

« Les effets du guaco sont aujourd'hui positifs ; il n'est
donc plus besoin d'insérer dans vos Mémoires des observations détaillées que les lecteurs ne font que parcourir,
le plus souvent sans s'y arrêter.

« L'énoncé seul des faits me paraît suffire pour établir
l'efficacité de cet agent dans telle ou telle affection. C'est
pourquoi je me borne aujourd'hui à vous faire un résumé
concis de ce que j'ai vu depuis les observations publiées
dans votre premier Mémoire.

« L'action curative de cet alcoolé sur les ulcérations spécifiques simples m'est démontrée de nouveau par plus de
vingt observations faites dans ma clientèle de ville. Je
cesse aujourd'hui de compter, et pour moi, le guaco est
le mode de pansement le plus efficace. Je l'ai employé,

dans quelques cas de *vaginite*, à l'état pur et porté au moyen d'un pinceau de charpie ; j'ai réussi à guérir ce genre d'affection avec assez de rapidité.

« Mais, là où il m'a paru le plus efficace, et surtout le plus rapidement efficace, c'est sur *les plaies gangréneuses, les plaies blafardes, les ulcères* des jambes recouverts d'une matière pultacée. Là, je vous le répète, il m'a paru jouir de propriétés vraiment remarquables. J'ai traité trois malades atteints, aux jambes, de plaies recouvertes d'escarres très-larges que les lotions au *quinquina* n'avaient pu modifier. J'ai touché avec le *guaco pur* les bords de ces plaies et les parties molles où les escarres étaient légèrement soulevées ; j'ai ensuite pansé le tout avec des masses de charpie fortement imbibées de *guaco au cinquième* (1). Les résultats ont été merveilleux et la détersion des plaies s'est faite en deux ou trois jours. A la chute des escarres, toujours très-rapide, j'ai vu une plaie rosée de bon aloi, que la continuation des mêmes pansements a promptement cicatrisée.

« Tout récemment encore, un homme avait eu tout l'avant-pied brûlé par de la fonte. Je proposai l'amputation ; il s'y refusa. L'escarre très-adhérente ne paraissait point vouloir tomber de sitôt. J'eus recours aux pansements et aux attouchements de guaco d'après les règles posées ci-dessus, et, en peu de jours, la gangrène faisait place à une plaie bourgeonnante, à travers laquelle faisaient saillie les cinq os métatarsiens. La résection de ces

(1) Une partie d'alcoolé de guaco et quatre parties d'eau mêlées ensemble.

(Note de M. Pascal.)

cinq os, faite assez profondément, a laissé une plaie de très-belle nature et d'assez bonne condition pour donner un résultat approximatif de celui que j'aurais obtenu par la désarticulation tarso-métatarsienne de Lisfranc.

« J'ai employé ces jours derniers la *solution de guaco* et les attouchements de *guaco* contre un cas de pourriture d'hôpital pseudo-membraneuse très-bien caractérisé, survenue sur une large brûlure du pied au troisième degré. J'ai obtenu une très-prompte modification de la plaie, et aujourd'hui tout va pour le mieux.

« Je panse, en ce moment, une ulcération de la jambe très-profonde, résultant d'un tubercule tertiaire, et négligée pendant un mois. Quelques jours ont suffi pour faire bourgeonner cette plaie et lui donner le plus bel aspect. Aujourd'hui la cicatrisation est commencée.

« Vous voyez, ajoute M. le docteur Robert, que je n'oublie pas les propriétés du guaco ; j'espère que vous n'aurez qu'à vous féliciter d'avoir employé votre temps à la confection de ce liquide. Pour ma part, je suis convaincu que le guaco a sur les plaies *blafardes*, *gangréneuses*, *pseudo-membraneuses* et *virulentes*, une action qu'aucun autre agent ne possède. Vous pouvez vous servir de ces lignes et me citer à l'appui ; je suis prêt à démontrer ce que j'avance, vous savez que je n'affirme pas sans avoir *vu !* »

Dr M. ROBERT,

Chirurgien en chef des hôpitaux de Marseille.

Marseille, 15 juillet 1861.

M. le docteur DIDAY, ex-chirurgien en chef de l'Anti-quaille, à Lyon, disait, en 1859, après expérimentation, *« qu'il avait constaté très-souvent l'efficacité de l'*ALCOOLÉ *DE* GUACO *tel qu'il lui avait été remis par M. Pascal* (1); *que contre la leucorrhée ou pertes blanches et contre cer-taines ulcérations rebelles à marche progressive, l'alcoolé de guaco lui avait rendu des services supérieurs à ceux qu'il aurait pu attendre de tout autre médicament de la classe des astringents et des cathérétiques. »*

Cette longue série d'expériences sur la valeur de l'*al-coolé de guaco*, comme agent thérapeutique et comme moyen de pansement dans les ulcérations compliquées de phagédénisme, ne pouvait recevoir une consécration plus éclatante que celle formulée dans les lignes suivantes du docteur Ricord :

« J'ai employé, dit M. Ricord, l'*alcoolé de guaco* comme moyen de pansement dans des cas d'ulcérations compli-quées de phagédénisme, et j'ai retiré de bons effets de cette préparation.

« Les ulcérations se sont le plus souvent assez rapide-ment détergées, la suppuration est devenue moins abon-dante, de bonne nature, et le travail de réparation s'est bientôt rétabli.

« Ce mode de pansement peut donc être mis à coté des

(1) Voyez Pascal, *du Guaco et de ses effets prophylactiques et curatifs.* Paris (J. B. Baillière, 1859).

meilleurs détersifs, et peut même l'emporter dans certaines circonstances. »

RICORD.

M. le docteur Humbert, médecin du bureau de bienfaisance du 13ᵉ arrondissement, professeur de chimie et
lauréat de l'Académie de médecine, ayant expérimenté
les préparations de guaco de M. Pascal contre les ulcères
rebelles des jambes chez des vieillards, écrivait :

« Mon cher Monsieur Pascal,

« J'ai employé l'*alcoolé* et l'*hydrolé* de guaco, que vous
avez eu l'obligeance de me faire parvenir, dans SIX CAS
d'ulcères chroniques et rebelles des jambes chez des vieillards. J'avais eu précédemment recours sans aucun succès aux méthodes habituelles de traitement telles que *vin
aromatique, lotions au quinquina*, etc. Sur les *six malades* dont je vous parle, *cinq* ont été guéris après quelques semaines d'applications locales de *guaco* étendu
d'eau. Quant au sixième, il n'a encore éprouvé qu'un soulagement marqué. La *fétidité* de la plaie a disparu, et la
suppuration sanieuse, très-abondante avant le traitement,
a considérablement diminué.

« Aussi le malade réclame-t-il avec instances la continuation du même pansement qui n'est jamais douloureux.

« Je ne vous envoie pas le détail de ces observations,

2

sachant que vous avez à votre disposition des faits déjà nombreux attestés par des hommes, dont le nom fait autorité dans la science; cependant, je puis vous l'adresser si vous le désirez.

« Je dois ajouter, pour dire toute la vérité, que les sujets de mes observations ont été soumis, pendant toute la durée du traitement, à un régime tonique et particulièrement au vin de quinquina. »

D'E. HUMBERT,

Médecin du bureau de bienfaisance.

Paris, 25 août 1861.

Après deux ans d'expériences nouvelles, M. le docteur Bauchet complétait ses premières observations par la note suivante, que nous faisons suivre d'une observation très-remarquable du docteur Chaumery de Marseille :

« J'ai fait usage, ainsi que je le faisais pressentir dans une note précédente, de l'*alcoolé de guaco* , pour le traitement de certaines plaies non spécifiques, et je n'ai eu qu'à me louer de son emploi.

« Dans un cas d'ophthalmie blennorrhagique, j'ai employé les injections, et les lavages avec cet alcoolé étendu d'eau (le fait s'est présenté à la Pitié), et les injections ont immédiatement modifié la sécrétion et arrêté les accidents.

« Dans d'autres cas, où les plaies présentaient un mau-

vais aspect, ces lavages ont modifié les surfaces et la suppuration, le bourgeonnement a été plus actif.

« En un mot, l'emploi de l'*alcoolé de guaco* ne doit pas
être réservé exclusivement pour les plaies et ulcères spécifiques : JE NE CONNAIS PAS DE TOPIQUE LIQUIDE qu
puisse lui être comparé, grâce à la modification qu'il im-
prime immédiatement aux plaies. »

Dr BAUCHET,

*Chirurgien des hôpitaux, professeur agrégé
à la Faculté de médecine, etc., etc.*

Observation de morsure profonde faite par un chien chez un enfant de quatre ans rapidement guérie par l'emploi de l'alcoolé de guaco.

B. Marius, âgé de quatre ans, demeurant à Marseille, place de la
Nouvelle-Bourse. Cet enfant est mordu le 14 février, par un chien
non hydrophobe (le chien du reste a été abattu immédiatement). La
main est criblée de morsures, trois d'entre elles sont profondes et
larges.

Le 14. Cautérisation aussi prompte que possible avec l'ammoniaque, pansement avec du cérat opiacé les jours suivants.

Le 19. Les plaies suppurent abondamment et s'élargissent, leur
aspect devient grisâtre, les contours déchiquetés ; une sanie icho-
reuse s'en échappe ; le pansement simple est continué.

Le 22 février. L'aspect de la plaie devient de plus en plus mauvais ; je substitue au pansement suivi jusqu'alors un autre pansement composé de charpie imbibée d'*alcoolé de guaco*. Je lave préa-
lablement la plaie avec une solution d'*alcoolé* et d'eau (parties
égales).

Le 23 février. Dès le lendemain, amélioration notable dans l'aspect général des plaies. De jour en jour, on observe un changement
d'une rapidité imprévue. Le fond des plaies devient rouge, les bords

s'affaissent, la suppuration est bientôt nulle, et, le 29 février, jour où j'ai pansé le malade pour la dernière fois, il ne reste plus à la place des morsures que de légères cicatrices que je recouvre tout simplement d'un linge pour les préserver de tout frottement.

Dr CHAUMÉRY.

D. M. P.

Le docteur Bérenger-Feraud, après une expérimentation des plus minutieuses, formule la même opinion sur les préparations du Guaco.

Pour terminer ce résumé succinct des jugements portés par les plus savants spécialistes de notre époque, sur la valeur de l'alcoolé et sur nos autres préparations hygiéniques de guaco, nous ne pouvons mieux faire que de citer les lignes suivantes, extraites d'une relation de M. le docteur Diday (de Lyon), dont la compétence est admise du monde médical tout entier :

« Les préparations de guaco, dit l'ex-chirurgien en chef de l'Antiquaille, après avoir énuméré les cas graves dans lesquels il y a eu recours avec un succès inespéré, n'ont qu'un tort; il est grave, mais on peut le réparer. Elles sont encore peu connues et ne se trouvent que dans certaines pharmacies. Aussi faisons-nous des vœux pour qu'elles deviennent aussi répandues que leur valeur incontestable doit le faire désirer à tout spécialiste jaloux de réaliser, dans sa pratique, la triple-devise, beau idéal de notre art : *Citò, tutò et jucundè.* »

P. DIDAY.

CHAPITRE II

Emploi du Guaco dans le traitement du choléra.

Nous abordons, avec une douleur profonde, cette deuxième partie de notre travail de thérapeutique expérimentale.

La plupart de ceux qui nous avaient guidé, conseillé, soutenu, dans la première partie de nos travaux sur le guaco, ont été enlevés par une mort prématurée, et notre affection, pas plus que la science, n'a remplacé ces douces figures, ces dévoûments si rares et si complets. Notre travail se ressentira de ce vide. Nous avons compris, en vérifiant ce que le *guaco* avait d'efficace dans le traitement du choléra, le poids accablant du terrible *væ soli*. Nous nous rendons compte aujourd'hui de ce que pouvaient pour le bien public, pour le progrès de la médecine, des hommes tels que Melchior Robert, Emile Humbert et Louis Bauchet, qui tous réunissaient aux dons de l'intelligence les plus belles qualités du cœur. Les hommes de bonne volonté, d'abnégation, sont rares, même au sein des corporations d'élite, même au sein du corps médical. Et ceci n'est pas un reproche : c'est une simple constatation de faits.

Si nous avions eu à faire appel à la médecine lyonnaise,

là certainement nous aurions trouvé un concours plus absolu, plus général, non que l'esprit de la corporation soit différent, mais parce qu'il y a, dans le corps médical lyonnais, des hommes comme Diday, Rollet, Rodet, Viennois et Ollier (nous en passons bien d'autres), qui, rivalisant de zèle, auraient tenu à honneur de voir quelle est réellement l'efficacité de cette médication du CHOLÉRA par le GUACO, réputée souveraine par des hommes de science depuis plus de trente ans.

Près de nous, les expérimentateurs vraiment libres, plus amoureux de la vérité que de leurs intérêts, plus dévoués à la santé publique qu'à leur personnalité, nous ont semblé plus rares. Est-ce à dire que chaque médecin en particulier ne voudrait pas trouver l'antidote du poison cholérigène? le spécifique du choléra? Nous n'avons jamais dit qu'il en fût ainsi.

Mais, du désir qui ronge l'avare, du sentiment qui porte l'homme cupide à vouloir, *pour lui seul*, la trouvaille d'un coffre plein d'or, à cet autre désir qui porte l'ami véritable de l'humanité à chercher ses satisfactions dans la satisfaction générale, il y a un grand pas.

De même existe-t-il une distance immense entre le médecin, digne de ce nom, désireux de s'associer à l'œuvre de son émule, son compétiteur, son rival peut-être, pour obtenir une solution profitable à la santé de tous, et le médecin désireux de trouver, à lui seul, une médication nouvelle, qui, pendant un temps donné, le placerait, dans la confiance publique, au-dessus des autres membres de la corporation, lui créerait une réputation de science, une *spécialité lucrative*, par l'exploitation de TOUS. Et cette variété est de beaucoup la plus nombreuse; la jalousie, la cupidité, plongent toujours de profondes racines dans la société qu'on nous a faite. Le règne de l'*Invidia Medicorum* est toujours de ce monde, et c'est bien plutôt à ces sentiments haïssables qu'il faut attribuer l'insuccès, le peu de progrès que fait l'art de guérir, qu'à l'insuffisance du capital intellectuel amassé par les siècles, qu'à l'impuissance de l'esprit humain. Ceci dit, laissons dans l'ombre l'expérimentateur jaloux, l'expérimentateur lâchement hypocrite, l'imposture diplômée déguisée en bonhomie singeant le dévoûment et la douceur. Et, après avoir remercié M. le professeur Tardieu, M. Bourneville, M. Damaschino, pour leurs très-précieuses indications et leur coopération, et M. Husson, directeur général de l'assistance publique, pour la louable persistance qu'il a mise à vaincre l'indifférence que rencontre souvent, dans les hôpitaux, une tentative nouvelle, auprès de certains médecins immobilisés par l'âge, ou trop peu susceptibles de progresser, examinons les faits cliniques qui rendent indiscutable l'efficacité du guaco dans le traitement du choléra.

Encore quelques mots de réflexion, cependant.

Nous venons d'écrire le nom de M. le directeur général de l'Assistance publique et le désir manifesté par lui que le guaco fût expérimenté dans les hôpitaux. Il semblera étrange aux hommes de bonne foi, aux esprits aimant la vérité par-dessus toutes choses, que, dans une question toute d'expérimentation scientifique, on puisse avoir besoin de recourir à d'autres personnes qu'aux médecins

mêmes chargés de soigner les cholériques dans nos hôpitaux.

Tout étrange que la chose puisse paraître, elle n'est que
trop vraie. Et pour nous c'était un devoir de témoigner
notre gratitude à M. Husson. Nous n'avons pas toujours,
sur toutes les questions administratives, partagé la manière de voir de M. le directeur général de l'Assistance
publique; mais, fort de nos intentions, lorsque le médecin,
ayant charge d'âmes, ne sentait rien en lui à l'égard
de *son* malade ; lorsque, voyant échouer toutes ses médications, il refusait néanmoins d'expérimenter une
substance ayant des succès nombreux pour elle, il était
bien naturel de s'adresser à celui qui, dans l'Assistance
publique, représente le public ASSISTANT et le public
ASSISTÉ.

Et afin que notre récit soit véridique jusqu'au bout,
nous devons dire encore qu'auprès de ceux qui avaient
ajourné, ou refusé, ou enfin tenté par mode d'acquit un
simulacre dérisoire d'expérimentation, malgré toute la
délicatesse des procédés, malgré tous les ménagements
concédés à l'omnipotence du diplôme, l'intervention de
M. Husson a été aussi infructueuse que nos propres solli-
citations.

Nous en étions là, lorsqu'un homme de haute valeur,
M. le professeur Tardieu, entreprit spontanément la véri-
fication de nos expériences. Les résultats obtenus à Lariboisière confirmèrent ceux d'Amiens, de Mexico, de la
Havane, de Guadalaxara, de Bordeaux, etc. Rien ne man-
quait plus à notre satisfaction.

Désormais, c'est aux populations menacées, envahies

par l'épidémie qu'il appartient de vulgariser l'usage des préparations de guaco. C'est aussi aux administrations départementales à signaler cette médication à l'attention de tous.

Et l'on peut affirmer, sans rechercher le rôle de prophète, que le jour où tout le monde luttera courageusement, intelligemment contre le CHOLÉRA, le choléra sera vaincu.

Que faudra-t-il pour qu'il en soit ainsi? — Deux choses :

1° Un système de médication simple, facile à prescrire, facile à administrer, n'ayant aucun inconvénient même aux doses les plus élevées, ayant toujours des avantages même après l'essai infructueux des autres médications. Et les préparations de guaco, ÉLIXIR, ALCOOLÉ et VIN, présentent tous ces avantages.

2° Il faut ensuite que les administrations départementales, dans une courte instruction, fassent connaître au public l'existence de ce traitement aussi puissamment préservatif que curatif, aussi propre à préserver qu'à guérir; et sauf le cas où des complications, des lésions organiques, rendent indispensables les soins du médecin, le peuple aura appris à se soigner lui-même, à se défendre contre le choléra.

Il a fallu des siècles pour arriver à la vulgarisation des préparations de quinquina, mais de nos jours la diffusion d'une vérité se fait avec une rapidité infiniment plus grande.

Nous espérons donc que cette apparition du fléau sera la dernière apparition redoutable. La disette a été vaincue par la suppression d'une législation rétrograde, le choléra sera vaincu par la suppression d'une législation pharmaceutique sans raison d'être, par le concours de tous, par la Liberté.

Durant cette dernière épidémie, on a beaucoup accusé la suppression des quarantaines. Sur ce point la question n'est pas jugée. Mais ce que nous affirmons ici, c'est qu'il existe un puissant remède contre le choléra; c'est que, dès 1854, Chabert envoyait du guaco à Bordeaux et à Paris; c'est que la Société de médecine de Bordeaux expérimentait avec succès. (Voir le rapport de M. Emile Péreira, son rapporteur.)

Ce qui est également vrai, c'est qu'une quantité considérable de guaco, envoyée par nos consuls, a langui, durant plusieurs années, au ministère des affaires étrangères, pour être ensuite, faute d'emploi, vendue à vil prix, sans que les savants de l'École supérieure de pharmacie aient consacré une heure soit à l'analyse de cette plante, soit à la moindre recherche dans l'intérêt de la santé publique.

Et, cependant, sans déroger à la grandeur de leurs autres fonctions, ils auraient bien pu s'occuper de ce végétal qui avait déjà, alors, sa réputation scientifique faite et qui donnait, contre le choléra, infiniment plus de résultats qu'aucun autre remède.

Mais l'École de pharmacie est vieille, trop vieille pour cela. Les hommes qui la dirigent n'ont rien à craindre des épidémies. En jours écoulés, ils semblent dire, par leur indifférence, qu'ils ont plus que leur compte. Cela étant, le reste importe peu.

Néanmoins, si, au lieu d'un médicament de premier

ordre, il eût été question d'une forme nouvelle de pilules inventée par quelque membre de société de pharmacie, les oreilles de nos savants subventionnés auraient pu se dresser, s'ouvrir même, et, du bonnet, ils auraient opiné pour l'approbation et l'inscription au Codex.

Il ne saurait en être ainsi d'une découverte sérieuse.

Bienveillants d'ordinaire jusqu'à la banalité, lorsqu'il s'agit d'un rien, ces bonnes gens deviennent féroces lorsqu'il s'agit d'accepter l'idée réalisée par un concurrent ou de reconnaître publiquement le mérite d'un de leurs émules dans la science.

Rien n'est plus profondément triste que ces luttes, au sein de nos corps prétendus savants, où la priorité, la découverte, se mettant de la partie, remplissent, durant trois mois, l'ordre du jour de la compagnie.

Nous avons assisté à quelques combats de ce genre. C'est ordinairement l'Académie de médecine qui est le champ clos de ces personnalités. Jamais, nous l'avouons, plus profonde tristesse ne pesa sur notre âme. Jeunes et vieux, chacun criait : *Au loup !* sur l'inventeur ou revendicateur de priorité, et le malheureux sortait de l'enceinte comme un gladiateur serait sorti du cirque, et pis encore. Il en sortait, ceci traduira mieux le sentiment de dégoût et d'horreur qui nous étreignait comme dans un étau ; il en sortait moqué, bafoué, mutilé, travesti, traité par ses rivaux comme serait traité, par la populace des eunuques, un rival heureux du Grand-Turc, surpris dans le sérail. Est-ce donc là, me disais-je, la recherche loyale de la vérité ? est-ce là l'esprit qui devrait animer les gardiens de la santé publique ?

Un autre jour, il s'agissait du choléra ; tout le Midi était en proie aux ravages du fléau, l'Europe était menacée. On avait demandé un rapport, et, après trente ans de sépulture, le document allait voir la lumière, grâce à l'académicien Briquet. Ce rapport était long, il devait l'être. A la deuxième séance, tout le monde fuyait ; le rapporteur parlait devant les banquettes vides.

« Pourquoi cette fuite générale ? demandait un de nos voisins, à l'un des Dieux de la rue des Saints-Pères.

— Eh ! parbleu, puisqu'il ne s'agit que du choléra, à quoi bon demeurer en séance ? » répliqua charitablement l'académicien.

Ce qui revient à dire : Qu'importe la santé publique ?

Un dernier mot sur l'École supérieure de pharmacie et son enseignement.

Qu'en temps ordinaire nos élèves en pharmacie soient abêtis par un enseignement valétudinaire, le mal est déjà assez grand. Que l'enseignement de la pharmacologie soit monopolisé et opiniâtrément maintenu entre des mains paralytiques, que tout progrès soit rendu impossible dans cette partie de la science, par ceux qui devraient le réaliser dans l'intérêt de tous, voilà un mal sans remède, voilà ce que tout citoyen honnête doit signaler, sans relâche, à la sollicitude du pouvoir et à l'attention des populations qui, après avoir *payé* le traitement de ces professeurs, *payent* encore un tribut si large à toutes les épidémies.

§ I

Résumé des expériences américaines.

Mais revenons aux expériences sur le guaco, et commençons par les plus anciennes, celles qui ont été faites en Amérique.

Nous l'avons dit déjà, le texte des travaux de Chabert sur ce mode de traitement nous était inconnu. Et cependant, parti des mêmes idées théoriques, nous sommes arrivé à des applications analogues du guaco et aux mêmes résultats cliniques que cet habile expérimentateur.

Aujourd'hui, grâce à l'obligeance de notre ami Fauvety, nous avons pu compulser le travail si complet de J.-Louis Chabert; notre devoir est de placer sous les yeux du public les parties les plus saillantes de cette publication remarquable.

Pendant longtemps, nous avons été en défiance contre les récits d'outre-mer. Aussi, n'admettions-nous qu'avec une grande réserve, les données fournies par les *Curanderos* mexicains sur certains remèdes héroïques et notamment sur le guaco : mais Jean-Louis Chabert n'appartient pas à cette classe de médecins. Docteur de la Faculté de Montpellier, chevalier de la Légion d'honneur, ancien médecin des armées de l'empire français, inspecteur général du corps de santé militaire de la république mexicaine, membre d'un grand nombre de sociétés savantes de l'Europe et de la France en particulier, ce savant présente aux esprits les plus exigeants, aux critiques les plus difficiles, toutes les garanties de science et d'honorabilité. Or, qu'a-t-il dit en parlant du guaco ?

Aux observations que j'ai réunies dans ce mémoire, dit-il, pour prouver les résultats constamment avantageux obténus par moi de l'usage du *huaco* (ou guaco), j'aurais pu ajouter que, par les documents et les lettres qui sont en mon pouvoir, il est établi que, dans la *Nouvelle-Grenade*, à Venezuela, San-Felipe, et qu'au Mexique, à Mexico, à San-Luis de Potosi, Vera-Cruz, Chapas, Huymanguillo et autres lieux, les feuilles et la tige de cette liane ont été employées, *dit-on*, avec succès contre la morsure des serpents et insectes venimeux, contre la goutte qu'elle ne guérit pas, mais qu'elle soulage constamment, contre la chlorose et la suppression des règles, les violentes gastralgies; contre les névralgies, les intermittentes de tous les types et de tous les caractères, alors même qu'elles ont été rebelles à l'usage du quinquina, contre le choléra-morbus, contre les ulcères de mauvais caractère, pour prévenir la gangrène ou en arrêter les progrès, et enfin comme un moyen certain de rétablir en peu de temps les forces générales épuisées, développer et soutenir le mouvement circulatoire, etc.

Mais, ajoute Chabert, je n'ai voulu signaler que des faits dont je pouvais garantir l'exactitude. Il s'appuie ici sur la pratique du docteur don Fernando Leguia, médecin espagnol très-honorablement connu, établi à Mexico; le docteur Leguia confirme tout ce qu'avance Chabert.

Cabanillas assure que le guaco est un excellent fébrifuge et un excellent stomachique. Dans les États de Tabasco et de Chapas, il est employé contre les fièvres intermittentes, dans les fièvres bilieuses graves, dans certaines diarrhées. A Mexico, divers médecins l'ont employé avec avantage contre des affections nerveuses avec aberration ou diminution de l'innervation. A l'hôpital *San-Carlos*, de Vera-Cruz, il a été employé contre les intermittentes rebelles qui avaient résisté à tous les fébrifuges connus... toujours les résultats ont été favorables. N'appréciant que la propriété fébrifuge ou antipériodique, Wildenow avait déjà préconisé le guaco comme le succédané le plus puissant du quinquina. (V. NYSTEN, *Dictionnaire de médecine*, par MM. Littré et Robin, 12e édition.)

« On me demandera peut-être, dit Chabert, si je considère le guaco comme une panacée universelle, et si j'ai la prétention de faire croire qu'au moyen du guaco on pourra guérir presque tous les maux. Je répondrai que je n'ai aucune prétention, mais le désir d'appeler l'attention de mes confrères sur une plante qui, si je ne m'abuse, et je crois que je ne m'abuse pas, deviendra dans leurs mains un auxiliaire puissant pour la guérison d'une foule de maux contre lesquels nous n'avons que des remèdes incertains et presque toujours insuffisants. Je crois qu'elle pourra être employée avec avantage pour combattre ces affections caractérisées par une altération du sang, comme le typhus, et certaines névroses, etc. »

Voici maintenant une cause d'erreur que déjà nous avons signalée dans nos mémoires présentés à l'Académie de médecine, que n'ont point su éviter tous les expérimentateurs du guaco, et que Chabert signale à son tour dans les termes suivants :

A diverses plantes, différentes en tout et de familles différentes de celle à laquelle appartiennent les trois variétés de guaco dont je viens de parler, on donne par erreur aussi le nom de huaco. Mais je ne puis conseiller, je ne puis avoir confiance qu'à la *mikania guaco* dont les vertus ont été prouvées par une foule d'expériences, par un grand nombre de cas divers où elle a été employée avec des résultats constamment favorables.

Toutefois, malgré les paragraphes qui précèdent, on n'en sera pas moins exposé à être trompé dans le cas où l'on ferait la demande du *huaco* en Amérique, sans donner à la personne à laquelle on s'adresserait une note assez explicative pour qu'elle ne pût pas être elle-même trompée.

Un des motifs, dont il faut reconnaître l'importance, qui ont conduit Chabert à prescrire le guaco dans le traitement du choléra, c'est qu'en dehors de toutes les hypothèses, plus ou moins probables, que la médecine a hasardées sur le *choléra-morbus*, le traitement conseillé par tous les médecins a peu varié.

Tous, dit avec raison Chabert, absolument tous conseillent de donner au commencement de la maladie, à l'apparition des premiers symptômes, des infusions et décoctions aromatiques chaudes, et que le *guaco* est un aromatique amer; que tous considèrent le rétablissement de la chaleur à la peau et une abondante transpiration comme les phénomènes les plus favorables à la guérison et que le guaco produit rapidement et d'une manière complète cet important résultat. Que tous les médecins considèrent le choléra comme un empoisonnement miasmatique ou gazeux, et que le guaco est l'antidote certain de la morsure des reptiles venimeux.

En 1832, Chabert croyait qu'il était facultatif d'associer d'autres agents thérapeutiques au guaco; l'expérience lui démontra ultérieurement que cette association est plus nuisible qu'utile, que le guaco doit être employé seul. Avant 1850, ajoute encore le même expérimentateur, mon opinion, conforme à celle de la Société de médecine de Bordeaux et de M. le docteur Émile Péreira, son rapporteur, était qu'une forte dose de guaco pouvait produire

des congestions mortelles, provoquées par une réaction
trop forte; et, comme on le verra plus tard, les congestions sont toujours le résultat de réactions incomplètes,
et le moyen certain de les éviter est de donner, dans tous
les cas graves, une dose de guaco plutôt exagérée que
trop faible.

A vingt années de distance, le docteur Chabert ayant
pu profiter des documents que lui avaient fournis le docteur Grégoire, de Guadalaxara, et le docteur Senez, à la
Vera-Cruz, disait avec une conviction d'autant plus forte :

« Je conseille donc aujourd'hui, 1er mai 1850, comme
je l'ai conseillé en 1832 et 1833, l'emploi de ce nouveau
moyen, pour le traitement du *choléra-morbus*, avec la
conviction de ses bons effets. Je me flatte de l'espérance
que les personnes qui me connaissent me rendront la
justice que, dans cette démarche toute philanthropique,
je ne suis mû ni par un vain sentiment d'amour-propre,
mais par l'incitation de ma conscience et par mon ardent
amour pour l'humanité, au soulagement de laquelle j'ai
consacré, et je pourrais dire sacrifié, mon existence tout
entière. »

Voici les procédés d'expérimentation adoptés par les
médecins d'Amérique dans le traitement du choléra par
les préparations du guaco :

Les docteurs Chabert, Senez, Grégoire, et bon nombre
d'autres médecins distingués, ont employé le guaco dans
les conditions suivantes :

Aux premiers symptômes de choléra, ils recomman-
daient de coucher le malade dans une pièce convenable-

ment aérée, de lui faire sur tout le corps une friction avec de l'huile chaude, l'envelopper dans une couverture de laine chaude, appliquer des bouteilles d'eau chaude à la plante des pieds. S'il survenait des craintes de syncope, ils faisaient appliquer une compresse d'eau vinaigrée sur le front (nous préférerions l'eau sédative).

A l'intérieur, ils prescrivaient :

Chaque quinze minutes, une dose de guaco décoction ou potion alcoolique, alternativement.

La potion alcoolique était ainsi composée :

Eau sucrée . . . . . .   8 parties ou cuillerées à potage.
Teinture alcoolique. .   1 partie ou cuillerée à potage.

La décoction ou tisane était obtenue de la manière suivante :

Eau. . . . . .   250 grammes.
Guaco   12   —

Elle était administrée par prises de 2 onces jusqu'à la cessation des symptômes alarmants, ou l'obtention d'une réaction satisfaisante. Alors, ils prescrivaient l'éloignement des prises du médicament, c'est-à-dire toutes les trente minutes, pour ne plus l'administrer, lorsque le pouls et les fonctions étaient rétablis, que toutes les deux heures.

Dans divers cas de choléra-morbus grave, algide, asphyxique, consignés dans les observations de M. Chabert, on trouve le guaco donné par imprudence à des doses extrêmement élevées; toujours la réaction a été immédiate et la santé a été rétablie en quelques heures.

M. Chabert avait également prescrit le guaco en lavements, et il en avait obtenu les résultats les plus heureux.

Le docteur Chabert, dans une autre partie de sa brochure, donne aux populations décimées par le choléra des conseils salutaires. Ces conseils, remplacés par les prescriptions du conseil d'hygiène de Paris et de la Grande-Bretagne, ne trouvent plus leur place dans notre travail. Cependant, le docteur Chabert insiste sur la nécessité de l'intervention de l'autorité pour rassurer les populations; il appuie son argumentation des considérations suivantes :

« Si tous nous convenons que la terreur est presque toujours la compagne du choléra, qu'elle en est l'auxiliaire le plus redoutable, pourquoi ne pas chercher à prévenir cet état indéfinissable et fâcheux du moral des populations envahies par le choléra, avant que cet ennemi se trouve en présence?

« Pourquoi l'attendre pour parler des précautions qui sont propres à diminuer le mal qu'il peut faire?

« Pourquoi réserver les conseils pour le moment où ils ne pourront être ni compris, ni appréciés, ni suivis?

« Sans doute, lorsque le choléra se déclare sur un point donné, l'autorité intervient aussitôt, et, presque toujours, cette intervention, qui est impuissante, bien loin de rassurer les populations, contribue puissamment à changer en un sentiment formel de terreur le sentiment de crainte vague qui commençait à se propager. Et cela pourquoi? Parce que cette intervention est arrivée trop tard.

« Pourquoi trop tard? N'est-ce pas parce que l'épidémie est alors dans sa phase ascendante ; que le personnel médical étant insuffisant et le peuple n'ayant aucun traitement appuyé de succès et qui mérite confiance, suit l'instinct de conservation et méconnaît la morale sociale qui l'obligerait à secourir son semblable tombant sous les coups du fléau? S'il en est ainsi, quoi de plus utile, de plus nécessaire qu'un traitement rationnel du choléra ? »

Or, ce traitement, le guaco seul le fournit avec les chances de succès qui caractérisent une médication véritable.

Voici les observations cliniques sur lesquelles les expérimentateurs mexicains établissaient laur conviction :

§ II.

OBSERVATIONS DU DOCTEUR CHABERT.

Choléra grave. — Mort apparente. — Emploi du guaco. — Guérison rapide.

Madame Trébéjo, atteinte du choléra, fut soignée par deux médecins ; elle mourut, ou plutôt elle fut tenue pour morte. Déjà on lui avait fait sa dernière toilette ; habillée, on lui avait lié les pieds, on allait lui lier les mains, lorsqu'une des femmes qui entouraient la prétendue morte, soit par caprice, soit par une heureuse inspiration, manifesta le désir qu'un des médecins qui l'avaient soignée fût la reconnaître. M. le docteur Dupré fut appelé, il arriva, examina le prétendu cadavre et dit : Ce qu'il reste à faire, c'est de l'enterrer. Mais la femme qui avait exigé la visite du médecin insista pour qu'il prescrivît quelque médecine ; le docteur alors, en se retirant, faisant allusion aux propos tenus par le public sur les effets du huaco, que l'on disait faire des miracles, leur dit par forme de mauvaise plaisanterie (car il y a des médecins qui plaisantent même en face de la mort), leur dit : « Eh bien! donnez-lui du Guaco. » Mais ces femmes crurent que le docteur parlait sérieusement; elles s'empressèrent de faire une forte décoction de cette plante, et l'on en donna à la morte, pour première dose, une grande tasse qui presque toute sortit par la commissure des lèvres ; mais, comme la mort n'était qu'apparente, l'œsophage en admit une partie qui arriva à l'estomac, et au bout de quelques minutes, la morte se retourna sur un côté; on donna une seconde tasse dont une plus grande quantité put être avalée, et après un instant fort court la morte se retourna sur le côté opposé ; une troisième tasse fut donnée et avalée tout entière, et presque immédiatement la morte fit un bond, se trouva assise, eut plusieurs inspirations profondes et bruyantes, et parcourant du regard, d'un air étonné, les personnes qui l'entouraient: Où suis-je? dit-elle (adonde estoy)? Enfin, deux heures après, elle était hors de tout danger, quelques jours plus tard, elle était dans la rue!... Cette malheureuse dame dut évidemment la vie à la mauvaise plaisanterie de son médecin qui n'avait jusqu'alors parlé de cette plante qu'avec le plus grand mépris, et préférait enterrer, comme il enterrait en effet, presque tous ses malades, que de se livrer à des expériences qui l'auraient éclairé. Toutefois, ce fait ne fut pas perdu pour lui; j'ai été informé en 1851 que ce médecin, M. Dupré, établi dans une petite ville de l'Etat de Véra-Cruz, avait eu à soigner en 1850 un grand nombre de cholériques et qu'il les avait presque tous guéris, comme aussi que le guaco était le seul remède qu'il eût employé dans sa pratique et avec lequel il avait obtenu de si heureux résultats.

Choléra grave. — Guérison par le guaco.

Madame *** atteinte du choléra, avec vomissements et évacuations cholériques, crampes, froid glacial, abolition quasi complète du mouvement circulatoire, devait prendre, conformément à ma prescription, deux cuillerées à café de teinture alcoolique de huaco, et on lui en donna deux cuillerées à soupe. Lorsque je la vis de nouveau, trois heures après, tous les symptômes s'étaient dissipés, et le rétablissement eut lieu sans qu'il fût nécessaire d'employer aucun autre remède, et malgré que la malade se dispensât de prendre la seconde dose de teinture de huaco que je lui avais ordonnée, la croyant indispensable pour consolider l'amélioration qui avait été produite par la première dose.

Choléra grave. — Asphyxique. — Défaillance. Emploi du Guaco. — Guérison.

Le 14 juin 1850, à Mexico, la domestique de M. Jean Labat, d'un tempérament nerveux, d'une constitution fort délicate, terrorisée par la crainte de la maladie, fut atteinte du choléra, qui débuta chez elle par une défaillance mortelle ; au même instant elle se trouva froide comme le marbre, avec des crampes horribles, presque sans pouls ; tout le corps comme endormi ; elle paraissait asphyxiée. Madame Labat, née Néomie de Perdreauville, lui donna immédiatement deux grandes cuillerées de teinture alcoolique de huaco dans quelques cuillerées d'eau sucrée, et une cuillerée à café chaque quinze minutes, jusqu'à ce que la malade en eût pris quatre petites cuillerées ; on lui fit sur tout le corps une friction d'huile chaude, on l'enveloppa d'une couverture de laine chaude ; on lui maintint aux pieds une bouteille d'eau chaude.

Après l'ingestion de la première dose, c'est-à-dire des deux grandes cuillerées, le pouls était revenu, et peu après la chaleur s'était prononcée à la peau. Je la vis quatre heures après le premier moment de l'invasion du mal ; je la trouvai tranquille, sans aucune inquiétude ; sa peau était chaude et couverte d'une sueur suave et générale ; son pouls était développé, lent ; elle avait beaucoup de soif qu'elle calmait au moyen de l'eau froide par gorgées. Je fis continuer la teinture alcoolique de huaco, une cuillerée à café chaque

trois heures, et les gorgées d'eau froide pour boisson ; diète absolue.
La nuit a été bonne, avec un peu de sommeil, qui a calmé une douleur de tête qui l'avait incommodée ; je l'ai trouvée mieux ce matin
15 juin, et sans le moindre vestige de la terreur dont elle était pos-
sédée avant la maladie. Dans la journée il y a eu un peu d'urine, le
mieux continue ce soir.

Le 16, tous les symptômes avaient complétement disparu ; plus
de soif, envie de manger ; émission franche des urines, évacuation
naturelle. Elle s'est rétablie rapidement et vers la fin de juillet sa
santé est évidemment meilleure qu'elle n'était avant sa maladie.

Choléra grave, algide guéri, en quelques heures sous l'influence d'une dose exagérée de teinture de guaco prise par l'imprudence du malade.

En 1850, à Mexico, M. Roger Dubost, jeune homme de trente ans,
d'une bonne constitution, instruit, premier élève dans la pharmacie
de M. Frisac, fut atteint du choléra à onze heures du soir ; en peu
d'instants les symptômes les plus graves se présentèrent ; à onze
heures et demie froid glacial, crampes horribles, vomissements et
évacuations cholériques et presque continuelles, difficulté de respirer ; dans cet état et se croyant perdu, il ne voulut appeler personne ;
comme il avait à sa portée un grand flacon de teinture alcoolique de
guaco, il en prit une dose unique d'un demi-verre, qui pouvait être
évaluée à plus de deux onces ; il s'endormit profondément presque
immédiatement, il ne se réveilla qu'à sept heures du matin, parfaitement tranquille, tout le corps chaud et baigné d'une sueur abondante et générale.

A neuf heures du matin, il voulait descendre à la pharmacie, et,
malgré la résistance de M. Prizac, à cinq heures du soir M. Roger
Dubost était au comptoir, occupé à exécuter une partie des nombreuses ordonnances qui étaient présentées.

Choléra grave guéri en deux ou trois heures par suite d'une quantité exagérée de teinture alcoolique de guaco, administrée par erreur et contrairement à la prescription qui avait été faite par moi.

Pendant que le fait précédent s'accomplissait, et avant que j'eusse pu en être informé, M. *** me pria d'aller voir son épouse qu'il me dépeignit mourante ; malgré la meilleure volonté, il me fut impossible de me rendre de suite auprès d'elle ; je prescrivis la teinture de huaco et la précaution d'en donner immédiatement deux cuillerées à café chaque demi-heure jusqu'à mon arrivée auprès de la malade. Je prescrivis de plus une friction d'huile chaude sur tout le corps, des bouteilles d'eau chaude aux pieds, une couverture de laine chaude autour de la malade. Je me présentai chez elle deux heures et demie après la visite qui m'avait été faite par son mari, et je fus fort surpris de la trouver assise, souriante et avec l'apparence d'une bonne santé. Je me fâchai avec M. ***, lui disant qu'il m'avait trompé et que ce n'était pas le moment de solliciter des visites sans motif réel. Le mari m'écoutait en souriant, ce qui m'exaspéra et fut cause que je me fâchai d'une manière sérieuse ; alors il me fit des excuses, m'assura que lorsqu'il avait été chez moi il ne m'avait dit que la vérité, et que sa femme lui paraissait mourante et qu'elle l'était en effet ; il m'énuméra tous les symptômes, faisant appel au témoignage de sa femme, qui affirma, dans toutes ses parties, le dire de son mari. Un changement si complet et si prompt me paraissait une chose fort étrange, je lui demandai ce qu'il avait fait pour l'obtenir ; mais, Monsieur le docteur, me dit-il, fort étonné de la question, ce que vous m'avez ordonné, ni plus ni moins Vous mentez, lui dis-je, car vous n'avez même pas fait la friction d'huile que je vous avais prescrite ; c'est que, me dit-il, j'avais compris que la friction avait pour but de réchauffer la peau ; que deux minutes après avoir donné les deux premières cuillerées de teinture et avant que l'huile, qui était sur le feu, pût être chaude, la peau était tiède et moite ; que, ma femme étant évidemment mieux et en ayant la conscience, je me

suis contenté de lui donner, chaque demi-heure, une autre cuillerée
de teinture, conformément à votre prescription et en attendant votre
arrivée. Ne pouvant me rendre raison de ce que je voyais, ni me
l'expliquer par la relation qui m'était faite, je lui dis enfin, voyons la
cuillère... et voilà qu'à ma grande surprise je me vois présenter une
cuillère qui devait contenir environ cinq fois ce que j'avais eu l'in-
tention de faire donner à la malade. De sorte que cette dame qui,
en deux heures et demie, devait avoir pris, conformément à ma
prescription, six cuillerées à café de teinture de huaco, quantité que
je craignais être exagérée, en avait pris trente, environ trois onces
en deux heures.... Et le résultat de cette erreur était qu'il n'existait
plus sur la malade aucun signe grave de maladie, et que, sans rien
faire de plus, elle a pu sortir de chez elle deux jours plus tard, et
qu'elle n'a pas eu la plus légère indisposition durant tout le temps
de l'épidémie.

Choléra grave avec absence absolue d'action digestive. — Guérison obtenue par la décoction de guaco.

M. le général Tola fut attaqué d'évacuation et d'envies de vomir,
le 6 du mois de juin 1850. Le docteur Clément fut appelé le même
jour, et lui prescrivit, d'une part, un mélange fait avec trois onces
de sirop de coing et deux grains d'extrait de laitue à prendre par
cuillerées ; et d'autre part, une potion composée avec quatre onces
d'infusion de roses de Provins, une once de sirop d'éther, trois
gouttes d'essence de menthe, à prendre, trois cuillerées par jour.

Le 7, il prescrivit, pour prendre par petites tasses à café, le mélange suivant : décoction blanche de sydenham, une livre ; sirop
diacode, une once ; sirop de coing, quatre onces ; essence de menthe,
trois gouttes ; mêler pour en prendre une petite tasse chaque deux
heures. Le 8, il prescrivit : acétate d'ammoniaque, une once ; eau
de fontaine, douze onces ; mêler pour en prendre, chaque quinze
minutes, deux grandes cuillerées dans une tasse de décoction de

camomille chaude; d'autre part, extrait gommeux d'opium, deux grains; acétate de plomb cristallisé, deux grains; mêler pour faire quatre pilules, dont on prendra une, chaque quatre heures, jusqu'à ce que les évacuations soient supprimées.

A sa visite du soir, du 8 juin, M. le docteur Clément déclara aux parents que, trouvant le général beaucoup mieux, il ne le verrait de nouveau que dans le cas où on l'enverrait chercher, et se retira.

Le 9 juin au matin, je fus appelé, et sur l'assurance qui me fut donnée que le docteur Clément s'était retiré, disant que le malade était beaucoup mieux et qu'il ne le reverrait plus, j'examinai le général qui me parut être dans un état grave, sans pouvoir me rendre raison des motifs. Toutefois, et malgré l'état d'extrême faiblesse du malade, je lui prescrivis le sulfate de magnésie, uni à la magnésie calcinée, à prendre par doses brisées, dans l'espoir de changer, par ce moyen, le caractère de celles qui existaient. Et chaque trois heures, une petite tasse de décoction de huaco, pour relever les forces des organes du bas-ventre, et surtout de l'estomac; comme aussi pour réveiller la circulation qui me paraissait singulièrement abattue, réservant mon opinion jusqu'à une nouvelle visite au malade. Bien entendu que je fis supprimer tous les remèdes dont le général faisait usage, et dont j'ai donné les formules, non par caprice, mais parce que, dans ma conscience, ils ne pouvaient que nuire au malade, dans l'état où je l'avais rencontré. Le 10, le malade me parut moins mal; les évacuations avaient été moins nombreuses, plus abondantes et avec quelques traces de bile : les envies de vomir avaient continué, et même il ressentait une certaine contraction douloureuse, lorsque cette disposition le prenait, mais sans jamais être parvenu à vomir. Je continuai l'usage du huaco; pour la soif, s'il y en avait, l'eau albumineuse, par demi-tasses et composée de trois blancs d'œufs frais et crus, dissous dans une bouteille d'eau légèrement sucrée; et pour aliment, s'il survenait le désir de manger, un œuf à la coque dont le blanc ne serait pas coagulé et rien de plus.

Dans cette même journée du 10, il y eut un vomissement composé en entier d'une soupe de riz peu cuit, qui avait été mangé le 4 juin, deux jours avant le début de la cholérine, et qui était resté dans l'estomac six fois vingt-quatre heures. Ce riz était aussi intact ue lorsqu'il avait été avalé, ce qui me parut prouver que, sinon dans tous les cas de choléra, dans le cas présent au moins, avant même qu'il se présentât le moindre symptôme du mal, ce principal organe de la digestion, l'estomac, n'était déjà plus qu'un sac inerte, sans action, une poche sans vie, dans laquelle s'accumulaient les matières ingérées et rien de plus ; que la vie de cet organe ayant été réveillée par l'action que le huaco avait exercée sur lui, il avait pu enfin se débarrasser par le vomissement des matières dont il était chargé. Quoi qu'il en soit, dès ce moment, les envies de vomir ne se renouvelèrent plus, les évacuations se supprimèrent ; le besoin d'aliments se fit sentir, l'amélioration fut rapide, progressive, et huit jours après, le général Tola était complétement rétabli.

Prodromes du choléra. — Inertie complète des voies digestives. — Guérison au moyen du guaco.

Les cas dans lesquels l'état d'inertie de l'estomac m'a paru manifeste se sont présentés assez souvent à mon observation. Je me limiterai à ajouter au fait antérieur celui d'un jeune Espagnol qui me fit appeler, qui ne me présenta aucun symptôme formel de choléra, mais seulement des prodromes, notamment cet état général d'extrême fatigue, de malaise, d'étourdissement, etc. Ce qui appela mon attention, ce furent des symptômes d'embarras gastrique, pesanteur à la région de l'estomac, amertume de bouche, etc. Je crus reconnaître l'indication d'un purgatif, et conséquemment je lui prescrivis quatre gros de sulfate de magnésie, demi-gros de magnésie calcinée et seize grains de rhubarbe, le tout dans trois onces d'eau sucrée à prendre en trois doses, avec une heure d'intervalle d'une dose à l'autre. Ce jeune homme avait mangé l'avant-veille un grand plat de salade de laitue, et la veille, une soupe au pain, la moitié d'une volaille et une grande assiettée de haricots (frijoles) assaisonnés à la mexicaine, fortement épicés. Le purgatif produisit cinq ou six évacuations, quelques-unes bilieuses, mais les deux premières composées uniquement de la soupe, de la volaille, des haricots, ainsi que de la salade ingérée l'avant-veille, et le tout était, après avoir parcouru tout le tube intestinal, aussi intact que si on l'eût conservé dans un plat, au lieu de l'avoir confié à l'estomac dans lequel il était resté partie quarante-huit et partie vingt-quatre heures, sans avoir subi la plus légère altération. Du reste, ce jeune homme, soumis à l'usage du huaco et à une diète modérée, fut rétabli en fort peu de jours.

Choléra avec asthme convulsif et affection catarrhale habituelle et fort ancienne. — Guérison par l'usage du guaco.

Le 25 du mois de juin 1850, je fus appelé pour visiter un monsieur de 60 ans, qui était atteint du choléra. Je le trouvai avec la plupart des symptômes cholériques, comme refroidissement de la peau, crampes, évacuations et vomissements cholériques, et en même temps avec une dyspnée excessive, une toux presque continuelle, une expectoration purulente ; le pouls battait 128 fois par minute. Je fus informé que, depuis un grand nombre d'années, il était sujet à des attaques fréquentes d'asthme, avec menace de suffocation et qu'il avait une toux habituelle. Comme le caractère des crachats me fit croire à une altération profonde de l'organe pulmonaire, je crus et je déclarai aux parents que très-probablement il succomberait au choléra. Toutefois il n'en fut pas ainsi. Le 15 juillet, ce malade était guéri du choléra et avec une amélioration fort notable de sa maladie de poitrine. Son pouls qui, le 25 juin, donnait 120 pulsations par minute, n'en donnait plus que 80, et il était souple et développé.

Les seuls moyens qui ont été employés sont la teinture alcoolique et la décoction de huaco, soit par la bouche, soit en lavements, et l'oxyde blanc d'antimoine, à doses extrêmement fractionnées.

— 45 —

§ III.

Appréciation ou résumé des observations du docteur Grégoire, de Guadalaxara, sur les résultats ob·tenus dans le traitement de quatre-vingts cas de choléra algide par le guaco.

Guadalaxara, 10 décembre 1833.

A M. le docteur Chabert, à Mexico.

Monsieur et très-honoré confrère,

L'espoir de pouvoir vous adresser un certain nombre d'observations circonstanciées, sur les effets du guaco, dans le traitement du choléra-morbus, m'a fait différer jusqu'à ce jour de répondre à votre agréable lettre du 19 octobre dernier; mais mes occupations, qui se multiplient chaque jour davantage, ne me laissent aucunement le loisir pour cela; je vais tâcher d'y suppléer par la note suivante :

J'ai employé, avec le plus grand succès, le guaco dans plusieurs cas graves de choléra épidémique. Le nombre de malades que j'ai traités durant l'épidémie de *Guadalaxara* peut s'élever à QUATRE-VINGTS.

Ayant été à même d'observer que *l'action principale du* guaco est de réveiller la contractilité du cœur, de développer la circulation et par suite une réaction prompte et soutenue, son emploi me paraît indiqué dans presque tous les cas graves, accompagnés de phénomènes de concentration, tels que le refroidissement des extrémités ou de tout le corps, l'affaiblissement ou la cessation complète des battements artériels, la suppression d'urine, les vomissements et les évacuations excessives, etc. Mais, si vous l'administrez lorsque la réaction est déjà établie, qu'il y a beaucoup de chaleur à la peau, que le pouls est dur et fréquent et qu'un feu dévorant semble dévorer les entrailles du malheureux cholérique, il est évident que le guaco ne produira pas de succès.

J'ai été fréquemment appelé dans ces derniers temps pour des convalescents dont les forces paraissaient totalement épuisées et chez lesquels le pouls ne donnait que 35 à 40 pulsations par minute, l'usage du guaco continué pendant quelques jours, joint à un régime convenable, a suffi pour le rétablir complétement.

Les SEPT HUITIÈMES au moins ont été rendus à la santé la plus parfaite, en très-peu de temps. Ceux qui sont morts étaient la plupart atteints d'une phlegmasie chronique du foie ou du tube digestif. Je n'ai jamais administré le guaco que dans les cas graves et lorsque les malades paraissaient devoir succomber à une mort certaine. Je l'ai *presque toujours* employé seul et j'avoue que c'est la meilleure manière ; cependant chez quelques individus d'une constitution nerveuse très-irritable, je lui ai associé avec avantage le laudanum.

On a beaucoup parlé, depuis quelque temps, pour et contre le guaco. Il est certain que l'administration de ce remède produit des effets différents selon les circonstances. Le point essentiel est de savoir saisir les indications que réclame l'emploi de ce puissant moyen, car le remède dont l'efficacité aura été le mieux constatée sera regardé comme très-pernicieux, par ceux qui n'auront pas su l'appliquer à propos, *et surtout par les systématiques* de profession, qui ont le plus grand intérêt à décrier tout ce qui parait contrarier leur manière de voir.

A Oxaca, j'ai prescrit la teinture de guaco pour combattre la morsure des vipères et la piqûre des scorpions. Au bout de quelques heures les malades ont toujours été délivrés des symptômes effrayants qui semblaient menacer très-prochainement leur existence.

J'ai traité quelques fièvres intermittentes rebelles par un décoction de guaco. Rarement il a été nécessaire de continuer le remède plus de trois ou quatre jours; les malades ont guéri et n'ont pas éprouvé de rechute.

Dans la chlorose accompagnée de suppression des règles, le guaco peut être aussi un moyen très-utile, je l'ai prescrit dans six cas de ce genre et dans quatre avec succès.

Dr P. GRÉGOIRE.

§ IV.

NOTE DE M. LE DOCTEUR SENEZ, CHIRURGIEN DE MARINE EN CHEF A BORD DU BRICK FRANÇAIS *L'ADONIS*, EN FACE DE LA HAVANE, CONSTATANT LES BONS EFFETS DU GUACO DANS LE CHOLÉRA-MORBUS.

Brick de l'Etat, *l'Adonis*, en rade de la Havane,
le 30 octobre 1833.

A Monsieur le docteur Chabert, à Mexico.

Monsieur,

Notre départ pour la France s'effectuant avant l'arrivée du brick *le Nisus*, je laisse au consulat de cette ville, pour vous être adressées par la première occasion, les observations du choléra dont j'avais eu l'honneur de vous entretenir à la Véra-Cruz. J'aurais pu joindre à la quatrième observation plusieurs autres cas de choléra peu graves, où le guaco, administré dès l'apparition des premiers symptômes, a suspendu la marche de la maladie, rappelé la chaleur et supprimé, comme par enchantement les selles et les vomissements cholériques, mais c'eût été une répétition fastidieuse.

« Dans la première observation, la camomille, le tilleul, en infusions chaudes, les excitants extérieurs, sont restés sans effets; ce n'est qu'après que nous avons pu donner le guaco, c'est-à-dire seize heures après le commencement des refroidissements, que nous avons vu la chaleur reparaître et le mieux se prononcer.... »

Dans la deuxième observation, une réaction complète est encore produite par le guaco, mais les vomissements surviennent bientôt et continuent deux jours avec une violence et une ténacité extraordinaires. Un second refroidissement menace les jours du malade, *quand le guaco* donné en lavements ranime le pouls, rappelle la chaleur et diminue la violence du vomissement. J'ai encore des phénomènes cérébraux qui m'obligent à recourir à la saignée, aux révulsifs, et le malade entre en convalescence.

Quant au troisième cas, même effet du guaco pour amener la réaction, diminuer les vomissements et les selles.

Il est bien prouvé pour moi, Monsieur, que le guaco agit d'une manière spéciale sur le cœur dont il excite puissamment la contractilité, ramène la chaleur, fait cesser les crampes, arrête ou diminue les selles et les vomissements ainsi que les douleurs abdominales; et je ne doute pas un instant que l'application heureuse que vous en avez faite au traitement du choléra ne soit bientôt appréciée par tous les bons esprits et regardée comme une des plus belles conquêtes de la matière médicale.

Nous pourrions borner là cette citation du docteur Senez; mais, pour être un peu moins dans le domaine de la clinique, les phrases que nous allons transcrire n'ont pas une importance moins capitale. Elles montrent à quoi tient le triomphe de la vérité, et le cas que la médecine, telle qu'on nous l'impose, fait de la santé du peuple :

J'ai eu occasion de parler, continue-t-il, des effets du guaco avec plusieurs médecins de la Havane; j'ai trouvé ces messieurs trèsprévenus contre ce médicament qu'ils traitent de moyen empirique ET QU'ILS N'ONT PAS VOULU EXPÉRIMENTER (1). Cependant, contre l'avis de la Faculté, plusieurs colons en ont fait usage pour traiter les nègres, et cet essai leur a parfaitement réussi. M. le marquis Duquesne, m'a assuré n'avoir pas perdu un seul nègre sur deux cents, en les soignant par le Guaco, tandis que la mortalité était

____

(1) Depuis TRENTE ANS, le monde entier est dans l'attente d'un traitement *rationnel* du choléra. Sur ce point, le rationalisme médical et pharmaceutique ne semble guère plus avancé aujourd'hui qu'il y a TRENTE ANS. A moins de considérer comme un traitement rationnel la médication facile par la *bière*. BIERE INTUS, BIERE EXTRA! On dit : C, H. ou C. H. *iforme*. Le malade est tout ahuri, mais son *numéro* est *vacant*. La bière, Messieurs! la bière, Mesdames! A qui le tour!

Proposez à ces grands esprits, donnant la raison de tout, le QUINQUINA, l'IPÉCA, le CRESSON, ils crieront à l'empirisme, à moins toutefois qu'ils n'aient été assez bien inspirés pour y songer à temps, ce qui ne s'est jamais vu. — Alors, ce serait du rationalisme.   (*Note de N. Pascal.*)

très-grande chez des voisins. LA DÉFAVEUR QUE LES MÉDECINS CHERCHENT ICI A JETER SUR L'EMPLOI DU GUACO, NE TIENDRAIT-ELLE PAS A LA FACILITÉ DE SON ADMINISTRATION QUI A FAIT QUE PLUSIEURS PERSONNES L'ONT ADMINISTRÉ SANS CONSULTER LES GENS DE L'ART? C'EST UNE QUESTION QUE JE N'OSE RÉSOUDRE!

Nous ne la résoudrons pas non plus. Mais le soupçon qui peut atteindre à ce point une corporation gardienne de la santé publique n'est-il pas, pour cette corporation, une éternelle, une indélébile flétrissure? Certes, le crime est grand de la part de cet homme qui veut vivre et se guérir malgré la Faculté, et cependant, ce crime pourrait mériter des circonstances atténuantes. Mais le médecin qui ne trouve rien, dans la matière médicale, pour combattre un fléau tel que le choléra et qui refuse d'expérimenter un agent inoffensif ayant pour lui des succès à peu près constants, ou qui expérimente avec la pensée bien arrêtée de nier la valeur du médicament, n'est-il pas un scélérat de la pire espèce?

« Votre imagination vous égare, dira plus d'un expérimentateur que nous pourrions citer, procédant de la même école, cela ne s'est jamais vu! »

Nous renonçons aux exemples contemporains; leur citation a toujours quelque chose d'odieux lorsqu'elle n'est pas justifiée par l'urgence; prenons donc le forceps, cette invention si heureuse, cette main ajoutée à la main de l'accoucheur, qui a permis d'extraire vivants un nombre si considérable d'enfants du sein de leur mère, en sauvant la mère et l'enfant. Eh bien! un jour le forceps fut apporté d'Angleterre, par l'inventeur, qui demandait *dix mille écus* pour le faire connaître.

Or, Moriceau trônait alors à l'Hôtel-Dieu. L'inventeur du forceps n'était ni un grand anatomiste, ni un grand chirurgien; mais il avait eu une idée ingénieuse, et, très-heureusement, il l'avait réalisée. Moriceau était un accoucheur célèbre; lorsque la nature pouvait faire les frais de l'accouchement, Moriceau palpait ses honoraires et inscrivait un succès; si l'enfant et la mère mouraient, Moriceau palpait ses honoraires et inscrivait un insuccès. Qu'importait donc à cet homme les larmes de ceux qui pleuraient les morts, et la jeune femme, la jeune épouse quittant la vie sans avoir accompli sa destinée, que lui importait-elle? Quant à l'enfant, c'était un peu plus qu'un ovule. Et puis, de quel droit cet intrus de Chamberlen avait-il réalisé un progrès qui était presque une révolution dans l'art des accouchements? — Aussi, Moriceau lui joua-t-il un bon tour.

Chamberlen arrive, son instrument sous son manteau, car il tenait son invention secrète; il demande un accouchement difficile, offrant de le terminer. Moriceau, avec cette bonne foi que l'on trouve chez certains expérimentateurs, s'empressa de lui donner un accouchement impossible, c'est-à-dire une femme dont la conformation, le rétrécissement du bassin, s'opposait à l'accouchement d'une manière absolue, et nécessitait, selon lui, l'opération césarienne. L'inventeur du forceps s'en alla tout penaud, et Moriceau, se frottant les mains, put ainsi retarder de trente, quarante et peut-être cinquante ans, l'usage de cet instrument, qui n'était pas de son invention personnelle.

Pendant un demi-siècle, il put abandonner à la mort

un nombre trop considérable de femmes et d'enfants que le forceps aurait sauvés.

Et cependant, Moriceau a eu ses apologistes!

Que les imitateurs du médecin de l'Hôtel-Dieu, que les hommes du monopole médical, déclarent que de pareils faits sont de bonne guerre, qu'ils se montrent conséquents avec cette déclaration, cela prouve tout simplement la nécessité de proclamer le droit pour le malade de choisir où il voudra l'homme chargé de soigner sa santé, diplômé ou non de par la Faculté. Quant à l'instinct de l'être familial, de l'être social, en dehors même de la conscience, il ne peut voir dans de pareils actes qu'un crime de lèse-humanité. On s'expliquerait Mingrat, nul n'expliquera cet acte de Moriceau. Or, Moriceau expérimentateur s'appelle LÉGION.

§ V.

EXPÉRIENCES FRANÇAISES

Voici maintenant les observations et les succès obtenus, par M. Bourneville, en prescrivant le guaco durant la période la plus violente du choléra d'Amiens (1866) (1).

---

(1) Nous avons parlé des observations que M. le professeur Tardieu a fait recueillir dans son service à l'hôpital de Lariboisière. Le public médical trouvera dans les expériences du savant professeur les résultats les plus encourageants. Mais comme ces observations doivent être comprises, M. Damaschino, interne du service, dans son travail spécial à l'épidéc' actuelle, nous lui laissons le soin de cette publication.   (N P.)

OBSERVATION I. — **Choléra chez un enfant de trois ans.** — **Emploi du guaco à la période algide** (incomplète). — **Guérison.**

Cos... Constant, 3 ans, rue du Marais, 86 (Renancourt-lès-Amiens). Bonne santé habituelle. Cet enfant a été pris de diarrhée le 2 juillet au matin. D'après ses parents, les selles ressemblent à un liquide cendré avec reflet verdâtre. Au moment de la première visite, quelques heures après le début, l'enfant présente l'état suivant : Abattement général ; — pouls petit, fréquent ; — peau assez chaude ; — inappétence, langue couverte d'un léger enduit saburral, soif ; — voix à peu près normale.

1/4 lavement amidonné avec laudanum de Syd., 15 gouttes ; eau de riz, sirop de coings ; chaleur.

3 *juillet.* — Depuis hier soir, jusqu'à une heure du matin le malade n'a rien rendu. Mais alors, après avoir eu deux selles nouvelles semblables aux précédentes, il fut pris de vomissements abondants. Sa langue, jusque-là chaude, devint fraîche, la soif très-vive avec référence pour l'eau froide. La voix faiblit notablement. La pression sur la région épigastrique est douloureuse ; l'enfant se plaint sans cesse d'avoir mal à « s'panse. » Les urines sont presque nulles. L'agitation des membres est incessante.

Thé au rhum ; — 1/4 lavement amid. avec laud., 10 gouttes. Potion avec eau de mélisse, eau de menthe (parties égales), sirop, laudanum 5 gouttes.

4 *juillet.* — L'état du malade s'est aggravé. Le pouls est imperceptible ; la face, les extrémités sont fraîches, la peau à peine élastique, la voix presque entièrement éteinte. La physionomie exprime l'abattement, la dépression ; le regard a une expression singulière ; les yeux sont renfoncés dans l'orbite et entourés d'un cercle bleuâtre, les pupilles sont dilatées.

Langue froide, sensibilité à l'épigastre, gargouillements dans la fosse iliaque droite où la pression est douloureuse. Le malade n'a pas uriné, mais il n'a eu ni selles, ni vomissements. Son aspect est celui qu'on observe chez les individus atteints de fièvre typhoïde, dont il n'a, d'ailleurs, aucun des autres symptômes.

Tisane de *guaco;* — potion avec teinture de *guaco* (un petit verre à eau-de-vie). — Sinapismes à l'épigastre et aux mollets.

5 *juillet.* — L'enfant a bu avec plaisir la tisane amère de guaco. Ni selles, ni vomissements, la chaleur est en partie revenue, même à la langue, le pouls redevient perceptible aux radiales. Le malade a un peu uriné. — Soif encore assez vive.

Continuer le traitement. Bouillon.

6 *juillet.* — Pouls plus fort qu'hier. — Amélioration notable. Peau bonne, chaude, élastique, face colorée, le front est brûlant. Les yeux sont moins excavés, mais les pupilles restent dilatées. Pour prévenir des accidents congestifs vers le cerveau, 1/4 lav. avec sulfate de quinine 0 gr. 25. Suppression des préparations de guaco. Potage léger au vermicelle; bouillon.

7 *juillet.* — Le mieux continue. La face est moins injectée, la tête moins brûlante. Le malade paraît, comme auparavant, indifférent à ce qui l'entoure. Il est encore abattu. La respiration, la circulation, les fonctions urinaires et cutanées sont revenues à l'état normal.

Vin de quinquina; — 2 potages gras; — bouillon.

9 *juillet.* — Guérison. L'enfant que j'ai revu le 20 va très-bien.

RÉFLEXIONS. — En dépit de l'usage du laudanum à une dose comparativement élevée, la maladie suivit son cours en s'accompagnant de phénomènes typhoïdes. Il était à craindre, même, de les voir s'accentuer davantage au moment de la réaction. Il n'en fut pas ainsi. Est-ce au guaco que nous dûmes cet heureux résultat? La rapidité de l'amélioration, après son emploi, nous le fait croire.

OBSERVATION II. — **Choléra d'intensité moyenne.** — **Emploi de la teinture et de l'alcoolé de guaco, puis du laudanum.** — **Guérison.**

Marguerite Lec....., veuve Dec..., 62 ans, ménagère, habite à Montières, route d'Abbeville, 34, une maison bien aérée, exposée au midi. Elle a été prise le 2 juillet, au matin, de diarrhée assez abondante. Son aspect extérieur, jusqu'ici, n'est pas modifié.

Eau de riz, sirop de coings; — 1/4 lavement amidonné avec 15 gouttes de laudanum.

3 juillet. — Après avoir eu deux selles hier soir, elle est demeurée jusqu'à 6 heures, ce *matin*, sans rien avoir. Alors le flux intestinal a reparu avec une nouvelle intensité. Elle n'a pas pris le lavement prescrit sous prétexte qu'elle se trouvait mieux. — L'état général a changé; c'est celui qu'on observe chez la plupart des cholériques, ce qu'on pourrait appeler l'aspect cholériforme : altération des traits, enfoncement des yeux, abattement général, lassitude, etc.

Continuer l'eau de riz avec sirop de coings; prendre des lavements avec 20 gouttes de laudanum. Chaleur, repos au lit.

Le *soir* du même jour, je revois la malade. Loin d'être améliorée, elle est pire. La diarrhée, malgré le lavement laudanisé, a augmenté. Les extrémités supérieures et inférieures, la face sont froides, les yeux sont excavés; la voix est faible, le pouls très-petit.

Thé au rhum. — Potion avec eau de mélisse, eau de menthe, 30 gr. chaque; sirop d'éther, 30 gr.; *teinture de guaco*, un petit verre à eau-de-vie. — 1/4 lavement avec *alcoolé de guaco* (1/3). — Chaleur; sinapismes aux mollets.

4 juillet. — La malade a gardé le lavement 2 heures 1/2 environ. Les selles qui, antérieurement, étaient grisâtres, cendrées, sont devenues noires, en restant toujours liquides. Pas de vomissements. La langue est seulement fraîche. Soif vive. — Agitation des membres; la malade se plaint d'être trop couverte, et met constamment ses bras hors du lit.

Thé au rhum. — Potion : eau sucrée avec un petit verre de *teinture de guaco*.

5 juillet. — Amélioration. Cependant, il y a encore eu 4 selles liquides, noirâtres. N'ayant plus d'alcoolé de guaco, je lui fais administrer un lavement avec 15 gouttes de laudanum. Vin. Bouillon gras. Thé au rhum, parce que la réaction est incomplète.

6 juillet. — Réaction complète. Bouillon; eau vineuse.

7. — Bien. — Potages gras; eau vineuse.

8. — Potages; un œuf; — vin. Guérison — J'ai revu cette malade, à diverses reprises, jusqu'au 20 juillet. Sa santé est complétement rétablie.

. RÉFLEXIONS. — Relativement à l'usage du guaco, cette observation paraît incomplète, puisque l'on a été contraint de recourir à d'autres médicaments; néanmoins, lors de l'emploi de ceux-ci, l'amélioration produite par le guaco avait été remarquable, tandis que l'insuccès menaçait la continuation de la médication ordinaire. Ici, comme dans le cas précédent, le laudanum n'opposa aucun obstacle au développement du choléra.

OBSERVATION III. — **Diarrhée prémonitoire.** — **Absence de soins.** — **Choléra.** — **Emploi incomplet de guaco.** — **Mort rapide.**

Luch... Hortense, 44 ans, ménagère, rue du Marais, 88, à Renancourt. Cette femme vit avec ses deux frères, célibataires comme elle, et sa mère âgée de quatre-vingts ans. Nourriture passable. Fortune assez convenable pour la campagne. Pas d'excès. — Elle habite, au fond d'une cour étroite, un logement situé au levant. La chambre, dépourvue de pavés, est assez humide.

Diarrhée abondante à partir du 27 juin. Bientôt la malade, se trouvant mieux, vaque à ses occupations habituelles, sort, se rend au marché d'Amiens (1), etc. A son retour de la ville, la diarrhée reparaît et augmente considérablement le 2 juillet. Le soir du même jour, à huit heures, surviennent des vomissements répétés. A une heure du matin, je prescris : sinapismes aux mollets, aux cuisses, etc. — Potion avec teinture de guaco (un petit verre); 1/4 lavement avec alcoolé de guaco (un tiers).

3 *juillet*. — A deux heures du matin, crampes violentes; tion de la voix. — A huit heures, cyanose de la face, des extré$_m$ des lèvres. Ni vomissements, ni garde-robes. Affaissement géné-

---

(1) On pourrait invoquer ce fait en faveur de la contagion. Ce serait, à notre sens, une erreur, car antérieurement à son voyage à Amiens (la ville), elle avait déjà subi l'influence épidémique.

ral; la chaleur est un peu revenue. La voix est toujours cassée. — Continuer le traitement; frictions. Thé. — La malade succombe à midi.

RÉFLEXIONS. — 1° Nous avons pensé de notre devoir de mentionner cette observation, malgré l'absence de détails importants, afin de prouver que, dans ces essais, nous n'avons aucune idée préconçue.

2° La diarrhée, datant de sept jours, avait notablement affaibli la malade, et c'est peut-être à cette condition que l'on doit, en partie, rapporter l'insuffisance de la réaction.

OBSERVATION IV. — **Choléra.** — **Marche rapide.** — **Affaiblissement antérieur.** — **Caducité.** — **Emploi du guaco.** — **Mort.**

Veuve Sav..., née Del..., route d'Abbeville, 28 (Montières-lès-Amiens); 77 ans, sans profession. Cette femme a vu, dans ces derniers temps, succomber autour d'elle : 1° son mari, J.-B. Sav... (28 juin); 2° sa petite-nièce, Sidonie Lefév... (5 juillet). De plus, sa nièce, la femme Lefév..., mère de Sidonie, était à peine relevée du choléra lorsque, elle-même, a été atteinte dans la nuit du 4 au 5 juillet (1).

Toute cette famille habite une partie d'une grande maison (dite maison Cosserat), bâtie il y a deux ans : l'une des façades regarde le midi, l'autre le nord, et rien, à une très-grande distance, ne vient s'opposer au renouvellement de l'air, à l'arrivée des rayons solaires.

---

(1) Plusieurs fois nous avons vu le choléra, sévissant dans une famille, en frapper presque tous les membres. Nous croyons ces faits susceptibles d'une explication, en dehors de la théorie de la contagion. De même que certaines cités ont, à proprement parler, une sorte de prédisposition pour le choléra, de même, dans les agglomérations qui constituent les villes, il y a, croyons-nous, des individus qui ont une aptitude spéciale à contracter la maladie. Nous reviendrons prochainement sur ce point.

Ce n'est point assurément, dans les dispositions de l'habitation que l'on doit rechercher la cause qui, dans cette famille, a favorisé l'évolution cholérique.

5 *juillet*, huit heures du matin. — Diarrhée abondante durant la nuit du 4 au 5 juillet. Hier sa santé était assez bonne, sauf la faiblesse habituelle. L'affaiblissement, maintenant, est considérable; prostration. Pouls très-petit; chaleur médiocre. Altération des traits. Cachet cholérique complet.

Potion avec teinture de *guaco*; — 1/4 lavement avec alcoolé de guaco (1/3). Thé au rhum; sinapismes.

A 11 heures du matin, loin d'être amendé, l'état de la malade est plus grave : deux selles seulement depuis ce matin, mais, à 9 heures 1/2, vomissements abondants.

Les membres inférieurs et supérieurs, la face, le nez surtout et la langue sont complétement froids. La peau est tout à fait visqueuse, inélastique et comme épaissie. Le pouls, au poignet, est imperceptible. Enfin, consécutivement aux vomissements, la voix, jusque-là seulement affaiblie, s'est éteinte et la malade a ressenti des crampes dans les jambes et dans les orteils.

Continuer le traitement; — frictions avec l'alcool camphré.

Morte le même jour (5 juillet) à 9 heures du soir.

RÉFLEXIONS. — La situation de la malade, l'anémie, la débilité profonde dans laquelle elle se trouvait, la rapidité de la marche de la maladie ont été, ici, une cause assez puissante pour l'emporter sur l'action du médicament. Il est inutile de faire observer qu'aucun autre traitement n'aurait donné de meilleurs résultats.

OBSERVATION V. — **Cholérine**. — **Emploi de la tisane et de l'alcoolé de guaco**. — **Guérison rapide**.

Eugène Vangrœtenb..., 8 ans, route de Saveuse, 34 (Montières). Cet enfant est couché dans la mansarde, peu aérée, d'un logement étroit n'ayant qu'un rez-de-chaussée, exposé au levant. Il a eu cinq selles demi-liquides hier 21 juillet, puis cette nuit, vers 2 heures du matin (22 juillet), trois selles tout à fait liquides ; enfin, ce matin à 8 heures, deux nouvelles selles liquides, de couleur cendrée exhalant une forte odeur nauséabonde, laissant surnager des plaques semblables à de petites accumulations de cendre.

Inappétence, soif vive, langue fraîche, sans enduit, pas de vomissements, quelques nausées, sensibilité épigastrique, gargouillements spontanés, peau normale, pas de gêne de la respiration, lassitude générale, yeux légèrement excavés, traits tirés, abattement médiocre.

Traitement : tisane de *guaco*; — 1/4 lavement alcoolé de *guaco* (1/4); chaleur.

23 juillet. — Une selle depuis hier soir, environ une demi-heure après l'administration du lavement. Sauf une soif toujours assez vive, il n'éprouve plus rien d'extraordinaire. — Bouillon ; vin.

24. — L'amélioration continue. Potage gras ; vin.

25. — Viande, vin, guérison. — Pas de rechute à la date du 1er août.

OBSERVATION VI. — **Diarrhée guérie par l'alcoolé de guaco. — Imprudences, rechute ; Cholérine. — Emploi de la tisane et de l'alcoolé de guaco. — Guérison.**

Branl... Victor, 31 ans, chauffeur, route d'Abbeville, 157, habite une maison déjà vieille, composée d'un rez-de-chaussée humide et d'une mansarde où il y a trois lits. Le logement est exposé au nord.

Diarrhée le 11 *juillet* (3 selles). 1re visite le 12 *juillet :* 5 selles ce matin, liquides, sans caractère bien net. (Eau de riz, sirop de coings ; — 1/4 lav. avec alcoolé de guaco (1/4); repos, chaleur.)

13 juillet. — Langue fraîche, soif moins vive qu'hier ; pas de nausées, moins de gargouillements ; une dizaine d'évacuations nouvelles, composées d'un liquide noirâtre, le sommeil a été passablement bon. — Pouls petit. — Ni gêne de la respiration, ni modification de la voix. — 1/4 lav. avec *alcoolé de guaco* (1/3); le reste *ut supra.*

14 juillet. — Mieux notable ; la diarrhée est entièrement arrêtée.

15 juillet. — Guérison.

16 *juillet.* — N'ayant plus rien depuis deux jours, se considérant comme tout à fait remis, il est allé au faubourg de Hem (Amiens), par un temps humide, voir ses camarades d'atelier. Il a bu, mais sans excès, dit-il. Quoi qu'il en soit, le flux intestinal a reparu et il a eu trois garde-robes liquides ce matin. — Langue fraîche, — soif vive, *rien ne peut le désaltérer*, nausées, borborygmes, coliques sans siége précis. — Insomnie, abattement général, brisement des membres supérieurs et inférieurs; voix brève, légèrement affaiblie. — Pouls irrégulier, tantôt lent, tantôt rapide. Les pieds, les jambes, les cuisses sont plutôt *froides* que fraîches; le reste du corps a conservé, extérieurement, sa chaleur naturelle. Les yeux sont cernés, légèrement excavés, les pupilles dilatées, les cornées ternes (1). La face est chaude, la peau élastique. — Les urines sont diminuées.

Tisane de *guaco*; — 1/4 lav. *alcoolé de guaco* (1/3). — 6 heures du soir. — La chaleur est revenue aux membres inférieurs. La soif est moins vive, le malade boit avec un véritable plaisir la tisane de guaco. — 4 selles encore depuis l'administration du lavement. 1/4 de lav. *alcoolé de guaco* (1/3); continuer la tisane; chaleur, bouillon.

17 *juillet.* — Langue naturelle, pas de nausées, quelques gargouillements; trois selles peu abondantes après le lavement d'hier soir, qu'il a gardé 3/4 d'heure. — Urine bien. — Agitation des membres où le malade éprouve moins de fatigue qu'hier. — Voix naturelle; sommeil meilleur; pas de céphalalgie.

Tisane de guaco, — puis sirop de groseilles; — 1/4 lav. avec *alcoolé de guaco* (1/4). — Un potage.

18 *juillet.* — Amélioration. La langue, qui ne présentait précédemment aucun enduit, est tout à fait saburrale. Soif nulle; appétit; ni nausées, ni douleurs abdominales. Deux selles médiocrement copieuses dans les dernières 24 heures. Sommeil excellent. Sécrétion urinaire normale. Pouls toujours un peu lent et faible, mais plus régulier.

----

(1) C'est la seule fois, sur un grand nombre de cholériques que j'ai observé, tant à Montières-Amiens qu'à l'hôpital Cochin de Paris, que j'ai rencontré cet état de la cornée. Un médecin, M. le docteur Gossement, avait considéré ce changement de la cornée comme un signe *précurseur* du choléra. (*Journal des connaissances médico-chirurgicales,* Janvier 1848.)

19 *juillet*. — Guérison. — N'est pas retombé à la date du 1er août. Il a repris son travail le 23 juillet.

RÉFLEXIONS. — 1° On ne peut prévoir ce qui serait advenu si on avait abandonné la maladie à elle-même. Mais, nous croyons que, entre l'ensemble des phénomènes notés chez ce malade et ceux du choléra léger, il n'y a qu'une médiocre différence.

2° Une chose remarquable, c'est le plaisir que le malade ressentait en buvant sa tisane de guaco. Les autres boissons, l'eau, etc., ne faisaient que rendre sa soif plus intolérable; le guaco la calma. Nous aurons d'ailleurs l'occasion de revenir sur ce point important.

OBSERVATION VII. — **Choléra**. — **Emploi du guaco**. — **Accidents nerveux, hallucinations, etc.** — **Suspension du guaco**. — **Mort**.

Eugène Grim..., huit ans, rue d'Étouvy (Montières-lès-Amiens). Cet enfant, d'une constitution assez bonne, est doué d'un tempérament nerveux, accentué. Il habite avec sa mère, veuve depuis peu, un logement exposé au midi, composé d'un rez-de-chaussée humide, non pavé, inférieur au niveau de la rue, et d'une chambre basse, en mansarde, où primitivement il est couché. Cette mansarde étroite renferme deux lits. Misère assez grande depuis que la mère a perdu son mari (*Choléra*, fin janvier).

La diarrhée a paru le 4 juillet vers midi. Du début au soir, il a eu environ dix selles liquides, copieuses. En dépit de l'abondance et de la répétition des excrétions, l'appétit étant conservé, on lui a donné à manger. La nuit a été assez bonne; il n'y a pas eu de selles. Mais à 6 heures du matin, le 5 juillet, la diarrhée est revenue (4 selles), puis l'enfant a été pris de vomissements.

5 *juillet* à 10 heures du matin : — Abattement profond, soif assez vive, langue *fraîche*, nausées, sensibilité épigastrique très-vive, une grade-robe caractéristique (liquide cendré avec corpuscules riziformes). Les yeux sont plus cernés, plus renfoncés qu'à 9 heures, époque où l'infirmière qui m'accompagne (1) l'a vu pour la première fois. Le regard a une expression étrange. Voix cassée, pour ainsi dire éteinte. La peau, à peine élastique, est visqueuse, à la face surtout, qui est inondée d'une sueur froide. Le pouls est à peine perceptible aux radiales. Les battements du cœur sont faibles et fréquents. Lassitude générale ; agitation incessante. — Absence complète de sécrétion urinaire. — Tisane de *guaco ;* — julep avec *teinture de guaco ;* — 1/4 lavement *alcoolé de guaco.* — Sinapismes; frictions.

7 heures du soir. — Même état ; continuer le traitement

6 *juillet.* — Le pouls est meilleur. La chaleur semble revenir. Néanmoins la diarrhée persiste (4 selles, cette nuit), ainsi que les vomissements qui se succèdent à intervalles rapprochés. La langue est sèche, la soif intense ; il demande de l'eau froide, de l'eau de la fontaine, l'épigastre est douloureux, le ventre déprimé. La physionomie conserve son cachet spécial; le regard se rapproche par l'énergie et le vague de l'expression du regard des bêtes fauves, phénomène saisissant d'ailleurs chez plusieurs cholériques.

Les yeux, profondément excavés, sont entourés d'un cercle bleuâtre. Amaigrissement considérable, frappant principalement à la face. Agitation incessante ; il remue ses jambes, jette ses bras hors du lit pour en ceindre sa tête, — position particulière à nombre de malades; — par suite, nécessité de le recouvrir à chaque instant pour conserver le peu de chaleur qu'il a récupérée. La peau est complétement inélastique au cou, mais presque normale sur le reste du corps. — Tisane de *guaco ;* — 1/4 lavement *alcoolé de guaco* (1/3);— julep, *teinture de guaco ;* — orange; sinapismes ; frictions, chaleur.

10 heures du soir. — Le pouls redevient imperceptible. Les phénomènes nerveux : agitation convulsive, étrangeté du regard, parole saccadée, etc., qui dominaient, à une heure du soir, la scène morbide, se compliquent d'accidents asphyxiques.

---

(1) Il s'agit ici de mademoiselle Charles, infirmière du service de M. Delasiauve, dont le zèle et le dévoûment ne se sont pas démentis un seul instant.

Tisane de *guaco;* — 1/4 lavement avec sulfate de quinine 0,40; — sinapisme à l'épigastre et sur la partie cervico-dorsale de la colonne vertébrale.

7 juillet. — Pouls meilleur; les battements cardiaques sont distincts. Langue humide, plutôt chaude que fraîche, mais paraissant devenir sèche; soif moins vive; un seul vomissement peu copieux ce matin; la sensibilité du ventre est notablement exagérée; la diarrhée persiste, il n'a gardé son lavement que quelques minutes. — Abattement extrême; l'agitation des membres, loin de se calmer, semble s'accroître. Les mains, qu'il est difficile de maintenir sous les couvertures, restent glacées.

1/4 lavement sulfate de quinine, ogr., 40 centig.; — La réaction demeurant incomplète, je lui donne une potion avec eau de mélisse et un petit verre de teinture de cannelle et de teinture de guaco; du café sans rhum et des sinapismes.

9 heures du soir. — Le pouls est extrêmement petit. La chaleur, loin d'augmenter, diminue; les mains, la face, le cou sont froids. La peau, relativement à l'élasticité, a subi les mêmes variations. — Les pupilles sont contractiles, les cornées normales, les yeux profondément enfoncés dans l'orbite; le regard est incertain, et conserve toujours la même expression. Ce soir, en venant le voir, madame Duflos lui a remis un couteau, objet, depuis hier, de sa convoitise. On le lui a tendu, il ne l'a pas saisi (1). Une fois placé dans sa main il le cherchait encore, ne l'apercevait pas.

Peu après, il a eu des hallucinations : il voyait couler une rivière à ses côtés et demandait instamment à s'y baigner, car, disait-il, « je voudrais nager. »

La soif est inextinguible; il veut de l'eau, de l'eau de puits, et, chaque fois qu'on lui donne à boire, il s'empare du verre avec avidité. Un seul vomissement, pas de diarrhée. — Respiration extrêmement gênée, — tantôt assez rapide, tantôt lente, avec des suspensions momentanées.

(1) S'il fallait un argument décisif, emprunté à la pratique, pour trancher la question de la liberté pharmaceutique, le choléra d'Amiens le fournirait irréfutable. Dans la seule maison de M. Duflos, à Montières, madame Duflos et l'infirmière envoyée de Paris avec M. Bourneville, ont exécuté pendant l'épidémie plus de SEPT CENTS ORDONNANCES sans que jamais il y ait eu le moindre accident. Est-ce clair?   (*Note de M. Pascal.*)

La nuit, l'agitation a continué, l'asphyxie a progressé. A 8 heures du matin il était mort.

RÉFLEXIONS. — Malgré l'emploi, assez régulier, des préparations de guaco, nous avons eu ici un insuccès complet. La réaction s'est mal opérée, et les accidents nerveux, en se développant avec une extrême rapidité, ont enlevé le malade. Ces accidents nous ont fait suspendre l'usage du guaco. C'était peut-être un tort (1).

OBSERVATION VIII. — **Diarrhée cholériforme.** — **Emploi du guaco.** — **Guérison.**

Fourn... Gustave, 17 ans, tisseur, route d'Abbeville, n° 26 (maison Cosserat) (2).

7 juillet. — Diarrhée ce matin, 3 selles abondantes ; soif vive, pas de nausées, borborygmes. Céphalalgie, troubles de la vue et de l'ouïe. — Eau de riz, sirop de coings ; sous-nitrate de bismuth 4 gr.; chaleur.

8 juillet. — Aspect cholériforme. — Les yeux sont cernés, les pupilles largement dilatées, la vue toujours voilée. L'audition est normale. Céphalalgie persistante. Les pieds, les jambes, le thorax sont presque froids, les mains sont froides, décolorées.

(1) L'expérience a prouvé en maintes circonstances qu'il aurait fallu doubler les doses. *(Note de M. N. Pascal.)*

(2) Cette maison, dont il a été question (page 60), est bâtie depuis deux à trois ans. Elle se compose d'un rez-de-chaussée élevé de 25 centimètres environ au-dessus du niveau de la route d'Abbeville, et d'un étage. Elle est partagée en quatorze logements. Chacun d'eux comprend : 1° une pièce au rez-de-chaussée, pavée en briques, avec une fenêtre et une porte sur les deux façades donnant l'une sur la route, l'autre sur les champs, et servant à la fois de cuisine et de salle à manger ; 2° d'une chambre, au premier, où couche toute la famille. Les lieux d'aisance, situés à deux ou trois mètres de la maison du côté des champs, sont assez bien disposés. J'ai eu des malades à soigner dans douze de ces ménages

La langue, revêtue au centre d'un enduit saburral, est fraiche sur les bords. Soif très-vive, ni vomissements, ni nausées. Douleur à l'épigastre, spontanée et à la pression ; gargouillements dans tout le ventre, trois selles liquides, verdâtres, exhalant une odeur infecte, mêlées de débris blanchâtres analogues à des lambeaux. Courbature, abattement. — Pouls très-petit, fréquent. — L'ensemble des symptômes, les caractères des selles suffisent, je crois, pour justifier le diagnostic : *diarrhée cholériforme.* — Thé au rhum, lavement avec *alcoolé de guaco* (1/3) ; julep *teinture de guaco ;* — chaleur.

9 *juillet.* — Selles abondantes cette nuit. Une seule selle ce matin. Le malade avait peu uriné hier dans la journée ; la sécrétion urinaire est encore presque nulle, puisque depuis hier soir, six heures, il n'a pas pissé. — Soif assez vive ; fatigue dans les jambes et les bras ; l'abattement a diminué. — Café sucré ; — bouillon, chaleur.

10 *juillet.* — Mieux. La nuit a été bonne. Appétit ; — ventre toujours un peu douloureux ; — quelques gargouillements, une évacuation naturelle. Sécrétion urinaire normale. — Le pouls est plus fort, la physionomie a repris son cachet habituel. — Potages, vin.

11 *juillet.* — L'amélioration se maintient. — Potages, œuf, vin.

12 *juillet.* — Même prescription. — 13. — Guérison. — Ce malade n'a pas eu de rechute.

RÉFLEXIONS. — L'alcoolé de guaco a promptement arrêté la diarrhée. En plusieurs circonstances, il m'a rendu les mêmes services. Sa supériorité sur le laudanum et même sur le nitrate d'argent, me semble incontestable.

OBSERVATION IX. — **Cholérine.** — **Alcoolisme.** — **Emploi du guaco.** — **Guérison.**

Sen... Auguste, 34 ans, peigneur de lin ; route d'Abbeville, 74. Maison bien située ; logement composé d'un rez-de-chaussée sec et d'une chambre au premier.

10 *juillet.* — Langue chaude, soif intense, douleur très-prononcée à l'épigastre ; il a eu des vomissements alimentaires, puis com-

posés d'un liquide amer, filant, et a encore des nausées, diarrhée ;
il vient d'avoir deux selles presque de suite; voix un peu cassée.
Céphalalgie, étourdissements. Cet homme, faisant habituellement des
excès de boisson, je me contente de lui prescrire du thé, un bain de
pied et un cataplasme laudanisé sur le ventre.

11 heures du soir. Loin de s'améliorer, son état s'est aggravé. Céphalalgie plus forte. Les yeux sont cernés, la conjonctive palpé-
brale injectée, les pupilles et les cornées normales, la voix est entièrement éteinte. La soif est toujours aussi ardente, les nausées, la
douleur épigastrique persistent. Deux selles liquides. Agitation des
membres, principalement des supérieurs. Physionomie inquiète ;
pouls petit ; chaleur médiocre.

Tisane de *guaco ;* julep *teinture de guaco ;* — 1/4 lavement avec
alcoolé de guaco (1/5). Sinapismes aux mollets.

10 *juillet.* — Mieux notable ; ni nausées, ni diarrhée ; soif médiocre.

11 *juillet.* — Guérison. — Il n'y a pas eu de nouveaux accidents.

**OBSERVATION X. — Diarrhée. — Choléra. — Usage métho-
dique de guaco. — Abcès de la paupière supérieure droite. —
Guérison.**

Douv... Edmond, 11 ans, rue Mathieu, 2, demeure avec ses
parents ; chambre humide, sans pavés. Tempérament lymphatique.

6 *juillet.* — Diarrhée au commencement du jour ; de onze heures
à trois heures du soir, huit selles liquides. L'aspect général de l'enfant est excellent. Eau de riz, sirop de coings, sous-nitrate de bismuth 4 gram.

7 *juillet.* — Langue rouge, sèche ; soif vive ; pas de nausées ;
sensibilité épigastrique, gargouillements spontanés et à la pression,
principalement dans la fosse iliaque droite ; quatre garde-robes
hier dans l'après-midi, rien la nuit, trois autres ce matin. Elles sont
liquides, verdâtres, renferment des petits flocons blanchâtres et
exhalent une odeur nauséabonde. — Pouls petit, fréquent. — Cé-

phalalgie, pupilllcs dilatées, *cornées normales*. — La voix est naturelle, il n'y a pas de crampes. Abattement.

Eau de riz, sirop de coings; sous-nitrate de bismuth 4 gr.; 1/4 lavement amidonné avec laudanum 15 gouttes; chaleur.

4 heures du soir. — Aggravation. Soif ardente : il veut de l'eau froide; vomissements abondants; diarrhée. Agitation considérable. L'enfant repousse les couvertures et ne veut rien garder sur lui. Il se plaint d'une chaleur interne qui le brûle, et l'enveloppe cutanée est remarquablement refroidie. Au dire des parents, il aurait eu une espèce de syncope, pas de crampes. — Tisane de *guaco*. Potion avec eau de mélisse 100 gr., sirop de gomme, *teinture de guaco* (15 gr.). Sinapismes aux mollets, aux cuisses, à l'épigastre et sur la colonne vertébrale.

8 *juillet*. — Le pouls est relevé; la chaleur est revenue. L'agitation est encore notable. Face injectée, langue humide, soif médiocre, pas de nouvelles évacuations. — Bouillon; café léger; 1/4 lavement sulfate de quinine 40 centigr.

9 *juillet*. — L'amélioration se maintient. Etat général excellent. Rougeur érysipélateuse de la paupière supérieure droite. — Potages, vin.

10 *juillet*. Le malade peut être considéré comme guéri, mais il conserve encore une certaine faiblesse. — L'abcès de la paupière a été ouvert (11 juillet); il est resté, pendant quelques jours, un petit trajet fistuleux qui s'est peu à peu cicatrisé sous l'influence d'injections iodées.

RÉFLEXIONS. — Le choléra, chez cet enfant, n'a pas eu une intensité très-grave; néanmoins les symptômes étaient, ainsi que le montre l'observation, nettement caractérisés.

Nous ferons remarquer : 1° que les médicaments primitivement employés n'ont pas suffi à enrayer la maladie; 2° que le signe noté par le docteur Gossement — « cornée terne, opaque, couleur de parchemin, » — n'est pas un signe précurseur permettant de présumer certainement l'invasion du choléra, puisque, dans ce cas, les cornées avaient conservé leur transparence normale.

OBSERVATION XI. — Cholérine. — Traitement par le guaco. — Guérison.

De... Arthur, 22 ans, raffineur, marié, occupe, route de Saveuse, n° 28, un logement composé d'un rez-de-chaussée et d'une chambre en mansarde au premier. L'habitation est exposée au levant. Ce logement est d'autant plus étroit, que plusieurs personnes y sont réunies.

11 juillet. — Diarrhée hier, 10 juillet, à onze heures du soir, suivie bientôt de vomissements liquides qui ont persisté durant la nuit. Pouls petit, fréquent, face froide, le nez en particulier; langue fraîche. Les yeux sont excavés, l'abattement assez prononcé; brisement des membres dont la peau n'a qu'une chaleur médiocre. Pas de crampes. La sécrétion urinaire est simplement diminuée. Potion avec *teinture de guaco* 15 gr.; thé 1/4 lavement, avec *alcoolé de guaco* (1/4). Le soir l'amélioration était remarquable. Le malade n'avait pas encore rendu son lavement.

13 juillet. — Mieux. Bouillon; potages; vin.

15 juillet. — Guérison.

OBSERVATION XII. — Choléra. — Ascarides lombricoïdes. Emploi du guaco. — Mort.

Buign... Adélaïde, femme Dusuel, 74 ans, ménagère, Grande-Rue, 27, à Montières. Logement bas, humide, sombre, constitué par deux pièces au rez-de-chaussée placées au-dessous du sol environnant, et servant l'une de cuisine, l'autre de chambre à coucher (trois grands lits).

12 *juillet*. — La diarrhée a débuté le 11 juillet au matin et a continué durant toute la journée. Les crampes, puis les vomissements sont survenus cette nuit, et la voix, d'abord cassée, s'est éteinte. La physionomie est altérée et porte le cachet cholérique. La peau, glacée, bleuâtre, a perdu son élasticité. Lèvres bleues, langue froide, soif ardente, pas de nausées, coliques, gargouillements. La sécrétion urinaire est seulement diminuée. Pouls très-petit à 76-80. Céphalalgie, pupilles dilatées; vision assez nette. Respiration gênée; agitation incessante.

Tisane de *guaco*; potion avec teinture de *guaco*; sinapismes aux membres, à l'épigastre et sur la région cervico-dorsale du rachis.

13 *juillet*. — Je la trouve ce matin dans un état plus grave qu'hier soir, lors de ma première visite. Prostration extrême. Tandis que les membres inférieurs et le ventre sont réchauffés, les membres supérieurs, la face, le cou, le thorax sont encore froids, et la peau, principalement dans ces parties, est visqueuse (1), anélastique. La figure est de plus en plus altérée; nez effilé, glacial, yeux renfoncés dans l'orbite, paupières injectées, sillon oculo-palpébral rempli de mucosités blanches, opalines, cornées obscurcies par des dépôts muqueux (2); pupilles dilatées.

La malade a rendu deux *vers lombrics*, l'un par les selles, l'autre par les vomissements. Gêne de la respiration; pouls imperceptible.

Continuer le traitement. — Elle n'a pas pris régulièrement sa potion. Nous avons appris pourquoi elle ne suivait pas notre prescription : un ex-pharmacien, à force de se creuser la cervelle, s'est imaginé, s'étayant d'une théorie ridicule, que l'iodure de fer devait guérir le choléra. En conséquence, sans être appelé par la famille, il s'est introduit chez la malade et lui a fait respirer, à diverses reprises, les émanations de son flacon renfermant l'iodure de fer.

13 *juillet*. — Malgré ma défense expresse, *l'homme à l'iodure de*

---

(1) Différents auteurs ont insisté sur cet état particulier de la peau et l'ont considéré comme un signe d'un fâcheux augure : Ce fait et celui de Gr... (p. 64) paraissent confirmer cette opinion. Cependant sa valeur n'est pas absolue.

(2) Ces phénomènes sont communs à la période ultime du choléra, mais ils diffèrent de ceux qu'on a signalés comme indice d'une invasion prochaine de la maladie.

fer est encore revenu et a recommencé ses petites manœuvres. L'état de la malade ne s'est pas amendé. La respiration est très-gênée sans qu'il y ait le moindre changement à l'auscultation. On sent à peine le pouls aux radiales. Soif toujours vive; préférence pour les boissons froides. — Tisane de *guaco*; julep *teinture de guaco*; café; frictions, sinapismes, etc.

14 *juillet*. — Morte à 8 heures du matin.

RÉFLEXIONS. — Fidèle à notre promesse, nous avons rapporté cette observation bien que, relativement aux effets thérapeutiques du guaco, elle n'ait qu'une valeur, pour ainsi dire, nulle. En effet, la potion à la teinture de guaco n'a pas été exactement donnée, et, grâce à l'intervention intempestive de *l'homme à l'iodure de fer*, on a suspendu le traitement que j'avais institué.

***

OBSERVATION XIII. — **Diarrhée cholériforme abondante. Alcoolé de guaco. — Guérison.**

Lec.... Victorin, 20 ans, tisseur, célibataire, habite route d'Abbeville (maison Mathias) un logement neuf, composé d'un rez-dechaussée et d'une chambre au premier où il y a plusieurs lits. La maison est exposée d'un côté au nord. Nourriture ordinairement bonne; pas d'excès vénériens ou alcooliques.

12 *juillet*. — Diarrhée le 8, le 9 et le 10 juillet. De hier soir à ce matin, il aurait eu quinze garde-robes liquides, noirâtres, analogues à l'eau de fumier. Inappétence, soif médiocre, langue légèrement chargée, pas de nausées, quelques coliques, gargouillements. Pouls très-lent à 52-56. Pas de céphalalgie; nulle altération de la voix; facies naturel, faiblesse générale très-prononcée. — Eau de riz, sirop de coings ; 1/4 lavement avec alcoolé de guaco (1/3).

13 *juillet* — Quatre selles depuis le lavement. Sommeil passable cette nuit. Eau de riz, sirop de coings; 1/4 lavement avec alcoolé pe guaco (1/5).

14 *juillet*. — Mieux, l'appétit est revenu ; deux selles ordinaires.
16 *juillet.* — Guérison.

OBSERVATION XIV. — **Choléra.** — **Ascarides lombricoïdes.**
— **Milliaire.** — **Contracture des doigts.** — **Emploi suivi du**
guaco. — **Guérison.**

Duham... Alphonsine, 17 ans, célibataire, sans enfants, tisseuse
(le jour), route d'Abbeville, 86 (Montières). Logement situé au midi,
composé d'un rez-de-chaussée et d'une chambre au premier, où
couche toute la famille (4 personnes). Santé ordinairement bonne ;
tempérament lymphatique. Elle se nourrit assez bien, mange quoti-
diennement de la viande (porc salé, bœuf), des légumes, et boit de
la petite bière.

6 *juillet*, 2 heures du matin. — Elle a été prise de diarrhée
hier, dans la journée, sensibilité abdominale assez vive ; pas de
vomissements, mais la diarrhée ne s'arrête pas. — La voix a faibli
depuis une heure. Point de crampes ; la malade reste constamment
dans son lit. Les yeux sont renfoncés, le regard est vague, sans
expression. La peau, fraîche plutôt que froide, a conservé son élasticité. — Pouls très-faible ; respiration pénible. — Thé au rhum ;
potion avec eau de mélisse et de menthe et teinture de guaco,
15 grammes ; 1/4 lavement avec alcoolé de guaco (1/4) ; chaleur.

6 heures du matin. — Loin de s'enrayer, le mal a fait des progrès. La voix est entièrement éteinte, les traits altérés, la face amai-
grie, le regard fauve ; — la malade a vomi abondamment et a eu
quatre selles composées d'un liquide semblable à du bouillon et
dans lequel nagent des grains se rapprochant par leur aspect du
tapioca. Pas de miction depuis hier soir. — Même traitement. —
Nouveau lavement avec alcoolé de guaco (1/3) ; le thé au rhum, le
thé simple la dégoûtant, je le remplace par le café au rhum.

Peu après cette seconde visite, les membres, la face se sont re-
froidis. Le pouls est devenu imperceptible ; les yeux se sont excavés
davantage. Physionomie tout à fait changée ; la malade paraît comme
égarée. Le tégument externe a entièrement perdu son élasticité.

6 heures du soir. — Langue rouge, rugueuse, sèche ; de même que le thé, le café lui répugne. Après avoir gardé son lavement pendant quelques heures, elle est encore allée plusieurs fois à la selle. Le pouls se relève ; les extrémités se réchauffent, mais la face demeure froide. — Tisane de guaco ; 1/4 lavement avec alcoolé de guaco ; sinapismes ; nouvelle potion à la teinture de guaco.

7 *juillet*. — Même état général. La physionomie n'a pas changé ; en dépit de la singularité de son regard, d'une sorte de fixité, la vision est normale. Un cercle bleuâtre entoure les yeux toujours enfoncés dans l'orbite. La réaction s'opère lentement. — Elle boit très-volontiers la tisane de guaco, et en réclame spontanément ; il n'en est pas de même de la potion. — Elle n'a eu qu'une selle, la nuit, renfermant un lombric. — Julep avec teinture de cannelle, 10 grammes ; le reste *ut suprà*.

9 heures du soir. — Le pouls est meilleur, 100-104 ; l'agitation ne s'apaise point. Langue large, humide, recouverte d'un enduit saburral, soif toujours ardente, elle prend encore de sa tisane, néanmoins elle demande instamment de l'eau et du lait coupé. Elle a vomi ce soir et rejeté un second lombric. La sécrétion urinaire est encore tarie. La voix est éteinte ; la malade vous attire vers elle pour se faire entendre plus aisément. Respiration gênée avec des suspensions momentanées ; rien à l'auscultation. La surexcitation de la malade, l'état nerveux dans lequel elle est plongée, l'injection de la face et des yeux me font prescrire un quart de lavement avec 0 gr. 50 centigrammes de sulfate de quinine. — Café sucré ; — eau de seltz ; orange.

8 *juillet*. — Pouls à 92-96, plus fort qu'hier. Les yeux sont moins enfoncés dans l'orbite, la physionomie meilleure ; la voix revient progressivement. Partout la peau est chaude et élastique. — Langue chaude, un peu rouge et sèche, soif moins intense ; deux vomissements et une garde-robe presque naturelle. — Café, vin de quinquina, glace ; — bouillon.

9 *juillet*. — La face toujours congestionnée commence à se remplir. Le regard ne se modifie pas. La peau a recouvré sa chaleur physiologique ; le pouls est à 80-84. — Langue sèche, très-rouge, papilles très-saillantes, la soif s'apaise, elle réclame constamment du lait ou de l'eau ; ni vomissements, ni diarrhée ; le ventre, indolore,

est moins affaissé. La sécrétion urinaire est encore abolie. La malade, dont la voix n'est pas revenue à son timbre habituel, a dormi tranquillement durant quelques heures. Le matin, 1/2 lavement avec sulfate de quinine 0 gr. 10 cent.; le soir, deuxième lavement avec sulfate de quinine 0 gr. 50 cent. — Eau de seltz, sirop de groseilles; vin de quinquina; bouillon et lait.

10 *juillet*. — Pouls à 64-68, assez fort; la congestion de la face diminue; la physionomie reprend son expression ordinaire; la malade s'intéresse à ce qui se fait ou se dit autour d'elle. L'appétit est médiocre, la soif persiste, nulle éruption. Elle a uriné abondamment depuis hier soir. Même traitement.

11 *juillet*. — État général excellent. L'appétit renaît; la langue, qui s'est dépouillée entièrement de son épithélium, se recouvre au centre d'une nouvelle couche, tandis que sur les bords les papilles, les glandes sont à nu et très-proéminentes. Deux potages, lait, vin de quinquina, vin.

12 *juillet*. — Toutes les fonctions s'accomplissent physiologiquement. L'appétit est très-grand. Voix normale. Potages, viande, etc.

13 *juillet*. — Hier sont apparues sur les jambes, les bras, le tiers antérieur et supérieur de la poitrine, dans le dos, de nombreuses vésicules peu volumineuses. Le matin il n'en reste plus que quelques-unes; la plupart ont été remplacées par des plaques rouges, légèrement saillantes, irrégulières, ayant environ les dimensions d'une lentille. Ces plaques occupent, sinon exclusivement, du moins en grande partie, les régions où ont été appliqués les sinapismes. Rien d'ailleurs de changé à l'état général. Même prescription.

14 *juillet*. — L'éruption signalée hier a envahi les mains. Les plaques rouges se voient encore très-nettement; la pression, aujourd'hui comme hier, les fait momentanément disparaître; léger prurit. A côté de ces plaques sont disséminées de petites vésicules semblables à celles que l'on voit dans la suette miliaire.

15 *juillet*. — L'éruption s'efface peu à peu.

16 *juillet*. — Contracture des fléchisseurs des doigts qui a cédé à une application de compresses imbibées de chloroforme. La malade est bien sous tous les autres rapports et se lève un peu tous les jours. — Vin de quinquina, vin, etc.

18 *juillet*. — Guérison complète.

Réflexions. — L'action stimulante du guaco ressort nettement de l'histoire de cette malade. Nous considérons la guérison de cette jeune fille comme un de nos plus beaux succès. Chez elle, la maladie a été aussi intense que possible. Et, alors qu'elle paraissait entièrement débarrassée, nous avons vu survenir des complications : 1° une éruption se rapprochant de la miliaire et sur laquelle nous reviendrons plus tard; 2° de la contracture des doigts. Ces accidents, heureusement, ont cédé sans difficulté. — Un point sur lequel il est nécessaire d'insister, c'est l'existence, antérieurement à l'invasion du choléra, d'*ascarides lombricoïdes*, chez cette jeune fille. Nous avons déjà mentionné cette coïncidence, et nous aurons encore à la signaler. Du reste, plusieurs de mes collègues ont observé, à Amiens, des faits de ce genre.

OBSERVATION XV. — **Alcoolisme.** — **Diarrhée cholériforme. Alcoolé de guaco. — Guérison.**

Fouc... Hippolyte, briquetier, célibataire, est né à Montières où il habite, rue Mathieu, 3, avec sa famille, une vieille maison humide, composée d'un rez-de-chaussée et d'une chambre à coucher au premier, étroite, mal aérée, en mansarde. — Nourriture passable (porc salé, bœuf); excès de boisson.

15 juillet. — Diarrhée depuis deux jours. Ce matin, deux selles liquides, verdâtres. Langue chargée d'un léger enduit saburral; soif plus vive que d'habitude; douleurs dans les hypochondres, gargouillements, sécrétion urinaire normale. — Les pupilles, égales, contractiles, sont largement dilatées. La conjonctive oculaire est injectée et les vaisseaux forment deux paquets qui, des angles de l'œil, marchent vers la cornée. Les yeux sont excavés et cernés. La voix, si l'on en croit les parents, serait affaiblie. Fatigue générale. Thé au rhum; 1/4 lavement amidonné avec laudanum, 15 gouttes. Chaleur.

Soir. — Selles liquides, troubles, d'un blanc cendré avec de petits corpuscules blancs ; odeur très-forte. — 1/4 lavement avec alcoolé de guaco (1/4).

16 *juillet*. — Même état, soif vive; appétit. Quatre selles depuis le dernier lavement. Elles sont actuellement constituées par un liquide noir comme du café et par de petits fragments blancs, opaques. Sur toute la surface du corps, la chaleur est médiocre, en particulier aux jambes et aux cuisses. — Tisane de guaco ; 1/4 lavement avec alcoolé de guaco (1/3). — Revu le soir, il a eu quatre selles semblables aux précédentes. Même traitement.

17 *juillet*. — L'appétit continue à être bon et le malade mange malgré nos recommandations expresses. Aussi est-ce à cette imprudence que j'attribue la persistance de la diarrhée. Trois garde-robes, ayant le même aspect que celles d'hier, mais moins copieuses. — Pouls fort ; chaleur naturelle. — Café ; 1/4 lavement avec alcoolé de guaco (1/5); potages.

18 *juillet*. — Trois nouvelles garde-robes (liquide d'un jaune verdâtre) assez abondantes. État général excellent. Il ne veut pas modérer son alimentation. — Café, vin, 1/4 lavement alcoolé de guaco (1/5).

19 *juillet*. — La diarrhée a cessé ; mieux.

29 *juillet*. — Guérison.

RÉFLEXIONS. — Nous avons pu, ici, suivre la modification apportée dans les évacuations intestinales par l'alcoolé de guaco. Les effets du guaco ont été manifestes, et si la guérison ne s'est point opérée plus rapidement, on ne peut l'attribuer qu'aux imprudences commises par le malade.

OBSERVATION XVI. — **Emphysème avec complication cardiaque.** — **Diarrhée prémonitoire.** — **Choléra.** — **Miliaire.** —
Usage complet du guaco. — **Guérison.**

D... Joseph, 53 ans, tisseur, Grande-Rue, 55, à Montières, où il
est arrivé il y a treize ans. Logement exposé au nord, composé d'une
pièce humide au rez-de-chaussée et d'une autre au premier, assez
étroite et mansardée. L'alimentation de la famille (père, mère et
fille) se compose de porc salé, d'un peu de viande de boucherie, de
légumes et de petite bière. Santé habituelle mauvaise [(emphysème
avec affection cardiaque).

9 juillet. — Diarrhée hier dans la journée et cette nuit. Anorexie,
soif médiocre, pas de nausées, barre épigastrique, gargouillements.
— Céphalalgie; courbature légère. Eau de riz, sirop de coings; —
sous-nitrate de bismuth, 4 gr.; chaleur.

10 juillet. — Les phénomènes notés hier se sont compliqués d'accidents asphyxiques. Le malade aurait même eu une syncope incomplète. Même traitement; sinapismes.

11 juillet. — Même état. Les selles se composent d'un liquide
verdâtre, mêlé de débris blanchâtres. La soif est plus vive que
les jours passés et la fatigue plus forte. — Thé au rhum; — sous-
nitrate de bismuth, 4 gr.; — 1/4 lavement amid. avec laudanum,
20 gouttes.

12 juillet. — Langue *froide*; soif intense, vomissements semblables
à de l'eau de mare verdie; dans ces vomissements flottent des débris
simulant des fragments de blanc d'œuf coagulé; ventre douloureux
à la pression; coliques de temps en temps; gargouillements; plusieurs garde-robes. — Facies cholérique. Peau froide inélastique.
Le pouls est très-petit, fréquent et à peine sensible. La voix est
presque absolument éteinte. — Sécrétion urinaire à peu près nulle.
— Tisane de *guaco*; — potion avec *teinture de guaco*, 15 grammes;
— 1/4 lav. avec *alcoolé de guaco* (1/4); — sinapismes aux jambes,
à l'épigastre et sur la colonne cervico-dorsale. — Le soir on renou-
velle la *tisane*, la *potion* et le *lavement*.

13 juillet (matin). — Pouls à 60, assez fort; la dyspnée persiste;
langue fraîche couverte d'un léger enduit saburral; nausées, mais

point de vomissements, une seule selle dans la nuit. Les jambes ont récupéré leur chaleur normale, les cuisses sont fraiches, la peau est élastique. — La physionomie est meilleure, les yeux sont moins excavés, le regard est moins éteint; les paupières sont encore très-rouges et la voix faible. — Café léger; bouillon.

Soir. — Éruption assez confluente de petites vésicules acuminées aux avant-bras. Le reste du corps n'en présente aucune trace. — Café, bouillon, vin de quinquina.

14 juillet. — Le malade conserve une grande faiblesse. L'appétit est médiocre; toutes les fonctions, à part la respiration, qui est toujours pénible, s'accomplissent régulièrement. Depuis lors, jusqu'au 18 août, l'amélioration a continué et, sous l'influence des toniques et d'une meilleure alimentation, il a vu renaître ses forces.

RÉFLEXIONS. — Généralement les individus atteints d'une maladie chronique, partant débiles, sont considérés comme autant de victimes que le choléra doit frapper. Aussi, en raison de cette idée, étions-nous autorisés à craindre une terminaison funeste. L'emploi du guaco qui, ici, a été complet, méthodique, a produit avec une rapidité étonnante une réaction inattendue.

OBSERVATION XVII. — **Diarrhée cholériforme.** — **Emploi du guaco.** — **Guérison.**

Jol... Eugénie, 17 ans, tisseuse (le jour), d'une constitution faible, habite rue du Marais, 15 (Renancourt), une maison située au milieu des prés et presque complétement entourée de ruisseaux. Elle a de la diarrhée depuis une semaine; mais elle ne s'en est préoccupée qu'aujourd'hui (23 juillet) parce que, loin de se calmer, le flux intestinal s'est accru. Affaissement marqué; lassitude générale, brisement des membres, — soif ardente, inappétence, pas de nausées, gargouillements. — Pupilles dilatées, céphalalgie. — Devant repasser près de la maison de la malade, je prie les parents de garder les selles et je prescris simplement de l'eau de riz avec du sirop de coings.

A mon retour (3 heures après la première visite), je trouve la malade plus abattue. Elle a eu deux garde-robes tout à fait caractéristiques : nombreux corpuscules riziformes nageant dans un liquide noir exhalant une odeur très-fétide. — Tisane de *guaco* ; 1/4 lavement *alcoolé de guaco* (1/3).

24 juillet. — La malade a conservé son lavement pendant une heure. Trois selles nouvelles, moins copieuses, formées d'un liquide verdâtre, avec des corpuscules riziformes en moins grande quantité qu'hier. — Eau de riz, sirop de coings ; 1/4 lavement avec *alcoolé de guaco* (1/4).

Après avoir rendu ce deuxième lavement, la malade a eu une autre selle (liquide cendré, légèrement verdâtre et quelques petits corpuscules blancs). — 1/4 lavement avec *alcoolé de guaco* (1/5).

25 juillet. — Une seule évacuation depuis quinze heures : liquide épais, grisâtre, odeur fécale. — Amélioration notable. Appétit, soif moins intense, langue naturelle. La faiblesse persiste. Pupilles toujours dilatées. La peau est chaude. Pouls petit à 52-56. — Potages au riz ; — bouillon ; eau vineuse.

26 juillet. — Mieux évident. Sommeil bon. — Une garde-robe ordinaire. — La malade ne se plaint que d'une grande faiblesse. — Potages ; viande, vin de quinquina. — *28 juillet*, guérison.

RÉFLEXIONS. — Nous avons pu suivre, ici, pas à pas, les modifications apportées aux selles par l'alcoolé de guaco, et, bien que ces détails paraissent minutieux, nous avons tenu à les consigner. — Malgré l'apparition déjà ancienne de la diarrhée, elle a cédé promptement.

OBSERVATION XVIII. — Diarrhée prémonitoire. — Choléra. Emploi du guaco. — Guérison.

Jeanne... femme Leb... 29 ans, ménagère, rue du Christ, 8, habite, à Renancourt, où elle est arrivée il y a seulement six à sept mois, une maison basse, humide, vieille, non pavée, composée de deux pièces inférieures au sol environnant, servant l'une de cuisine, l'autre de chambre à coucher. Celle-ci est adossée à une étable à vaches dont elle n'est séparée que par un mur médiocrement épais. — Deux enfants. Misère assez grande, car son mari, ouvrier terrassier, fait de fréquents excès de boisson.

17 juillet. — La diarrhée, qui date de huit jours, a augmenté dans les dernières vingt-quatre heures. La malade serait allée à la selle au moins douze fois depuis son lever jusqu'à midi; ce qu'elle fait ressemblerait à de l'eau de riz. Langue humide, fraîche, anorexie, soif médiocre, pas de nausées; douleurs par accès à l'épigastre et aux reins; pas de coliques; gargouillements. Faiblesse considérable dans les jambes, néanmoins elle est levée, parce que le lit la fatigue, ne sachant quelle position y garder. Insomnie. — Elle nourrit un enfant d'un an; sécrétion lactée assez abondante. Les règles n'ont pas reparu. — Eau de riz, sirop de coings; sous-nitrate de bismuth, 4 grammes; — 1/4 lavement amidonné avec laudanum 25 gouttes.

18 juillet (matin). — Le mari de la malade m'apprend que l'état de sa femme, loin de s'amender, s'est aggravé : vomissements à onze heures du soir; crampes à deux heures du matin, altération de la face; la voix a remarquablement faibli après les vomissements. Je prescris : Tisane de *guaco*; — potion avec *teinture de guaco*; 1/4 lavement avec *alcoolé de guaco* (1/3); frictions, sinapismes.

2 heures. — Algidité complète. Cyanose extrême des lèvres, de la peau et des extrémités. Au toucher, la peau paraît épaissie, visqueuse; elle est entièrement inélastique. — Langue glacée, bleuâtre, soif inextinguible; les vomissements ont cessé depuis une heure, la diarrhée continue et la malade laisse aller sous elle. — La sécrétion urinaire est tarie. Elle allaite encore son enfant; le lait ressemble à de l'eau légèrement blanchie. Battements du cœur faibles, précipités; pouls imperceptible. Respiration médiocrement gênée, rien à l'aus-

cultation. — Voix abolie. Face aussi altérée que possible ; les yeux très-enfoncés dans l'orbite et un peu convulsés en haut, sont entourés d'un cercle bleuâtre accentué. Les pupilles restent largement dilatées en face le jour.

Tisane de *guaco*, — potion avec *teinture de guaco*, 15 grammes ; 1/4 lavement avec *alcoolé de guaco* (1/3) ; bouillon ; sinapismes aux mollets, aux cuisses et à l'épigastre.

19 juillet. — Même état grave. La diarrhée ne se modère pas, mais les vomissements ont diminué ; il n'en est pas de même pour l'algidité et la cyanose qui restent aussi prononcées qu'hier. La sécrétion lactée s'opère toujours et offre les mêmes caractères qu'hier (liquide séreux à peine blanc). Les seins sont gonflés et douloureux, les règles ont paru ce matin, elles coulent à peine. Les sinapismes, laissés en place près d'une heure, n'ont pas causé de souffrance à la malade. — Même traitement. Cette femme n'a pour la soigner que son mari, qui s'en acquitte, non sans une grande négligence.

20 juillet. — Peu d'amélioration. La peau ne se réchauffe point. Je laisse l'infirmière près d'elle, afin de m'assurer de l'exécution des prescriptions. Même traitement.

21 juillet. — Le pouls se relève ; presque sur toute la surface du corps, la peau est chaude et élastique. La face, le front surtout, sont encore assez froids. Les pommettes cependant sont injectées. Les yeux sont moins excavés, le regard a encore la même expression. Pupilles dilatées, la vue est brouillée, mais la malade n'a pas de visions. Céphalalgie, insomnie. — Les gencives sont en partie couvertes d'un enduit poisseux ; langue très-rouge, rude, soif ardente. Un vomissement bilieux ce matin ; deux selles liquides moins abondantes. Elle a un peu uriné pour la première fois depuis le début de sa maladie. Les seins sont toujours tendus et douloureux ; la sécrétion diminue. Les règles ont cessé de couler. La voix revient progressivement. La malade sent les sinapismes au bout de dix minutes et se plaint vivement de la douleur qu'ils occasionnent. — Tisane de guaco, potion avec *teinture de guaco*, 1/4 lav. avec alcoolé de guaco (1/4), et pour ce soir vin de quinquina, 1/4 lav. avec sulfate de quinine, 0 gr. 40 cent.

22 juillet. — Légère amélioration. — Même traitement que précédemment.

23 *juillet*. — L'état de la malade a plutôt empiré. Le manque de soins durant l'absence de l'infirmière, et principalement la nuit, suffisent pour expliquer cette demi-rechute. Le pouls est plus faible qu'hier, la respiration plus pénible; l'auscultation n'indique néanmoins aucune modification des bruits. — Langue sèche, rouge, rugueuse; pas de vomissements, une garde-robe liquide. Sécrétion urinaire presque normale. Sauf à la face et aux lèvres, la chaleur est partout revenue. La voix n'a pas encore repris son timbre normal. — Céphalalgie très-forte, agitation marquée, surtout le soir. Café, bouillon, potion avec *teinture de guaco*, 20 gr.; 1/4 lav. avec alcoolé de guaco (1/5), et ce soir, 1/4 lav., sulf. de quinine 0,50; sinapismes aux membres supérieurs et inférieurs, à l'épigastre et sur la portion cervico-dorsale du rachis.

24 *juillet*. — Soif moins vive; chaque fois qu'elle a bu du café, elle l'a rejeté; les autres médicaments sont bien tolérés; une selle. — Pouls petit, 100-104; respiration lente, à 14; dyspnée, pas de toux. — Les yeux sont moins excavés, mais les pupilles conservent le même degré de dilatation et la conjonctive oculaire est injectée. La vision est moins nette que les jours passés : la malade prétend ne pas distinguer les objets. L'abattement ne change point; l'agitation est moindre, bien qu'elle ne puisse laisser longtemps les bras au repos et sous les couvertures. — Écoulement purulent considérable par l'oreille droite. — Miction normale. — Les règles, qui s'étaient arrêtées, ont reparu. — Thé, bouillon; — vin de quinquina; 1/4 lavement *alcoolé de guaco* (1/5).

26 *juillet*. — Toutes les fonctions, d'une manière générale, s'accomplissent assez régulièrement. Néanmoins, la malade est comme anéantie, affaissée et elle tousse de temps en temps. L'écoulement auriculaire ne s'amende pas. — Julep extrait de quinquina, 4 gr.; — vin de quinquina, 125 gr.; thé, bouillon et potage.

28 *juillet*. — La muqueuse buccale (langue, lèvres, joues) est parsemée de nombreuses plaques ulcérées, à contours irréguliers, à fond grisâtre. — La malade a faim; mais elle ne peut manger parce qu'elle souffre de la bouche. Bronchite légère. — Gargarisme avec chlorate de potasse, 4 grammes; le reste *ut supra*.

2 *août*. — Depuis cinq jours, la situation de la malade s'est peu modifiée. Elle est faible, apathique, et la bronchite est plus intense. Les ulcérations buccales se cicatrisent très-lentement; il en est de

même des larges plaies (des jambes et des cuisses), consécutives à l'application des sinapismes (1). Même traitement; viande et vin.

6 *août*. — La faiblesse se dissipe peu à peu. L'appétit est excellent; les ulcérations de la langue sont guéries, on n'en voit plus que sur la face interne de la lèvre inférieure. La langue est humide et la muqueuse lisse, unie comme une glace. Les plaies des membres inférieurs sont bientôt cicatrisées. La malade se lève quelques heures. L'écoulement par l'oreille droite est moins abondant. — Jusqu'à mon départ (23 août), j'ai continué à voir cette femme. Sous l'influence des toniques, d'une alimentation meilleure que de coutume et malgré la maladie (choléra) de son dernier enfant (2), elle a vu renaître ses forces.

RÉFLEXIONS. — Cette observation est intéressante à divers titres. En premier lieu comme exemple de choléra précédé, longtemps à l'avance, de diarrhée (3) et malgré cela ayant une intensité aussi grande que possible.

2° Chez cette femme se trouvait réuni un ensemble de conditions mauvaises, qui en s'ajoutant les unes aux autres pouvaient faire redouter une terminaison funeste : l'arrivée à Renancourt, peu avant l'épidémie, et même à une époque où déjà on signalait des cas de choléra dans la ville ; — l'allaitement dont la suspension détermina un gonflement douloureux des seins pendant plusieurs jours ; —la mauvaise alimentation, la misère antérieure qui, en

(1) Les ulcérations buccales, les plaies des jambes étaient recouvertes d'une sorte de sécrétion grisâtre, pseudo-membraneuse. On a signalé cette complication comme annonçant une issue fatale, entre autres, M. A. Chapelle. Ici, au contraire, la terminaison a été heureuse.

(2) Il avait tété le sein de sa mère jusqu'au 18 juillet. Celle-ci était sous l'influence épidémique depuis 8 à 10 jours (diarrhée et choléra confirmé). L'enfant a été pris de diarrhée le 1er août et du choléra le 3 août. Doit-on attribuer le choléra à l'allaitement ?

(3) Sur *dix* cholériques mentionnés dans ce travail, *neuf* ont eu de la diarrhée plusieurs jours avant le début d'accidents graves.

affaiblissant la malade, l'avaient rendue plus apte à subir les atteintes du fléau; — le défaut de soins, son mari la laissant seule ou ne lui donnant qu'une partie de ce qui était prescrit.

3° La sécrétion du lait fut rapidement modifiée. Ce liquide perdit promptement son aspect ordinaire, devint séreux, semblable à de l'eau à peine blanchie.

4° Deux complications sont survenues lorsque la malade commençait à se relever : Ce fut d'abord une stomatite ulcéreuse qui, en mettant obstacle à l'alimentation, empêchait le retour des forces. Les ulcérations buccales avaient-elles été précédées d'une sécrétion, de dépôts quelconques? Nous ne savons. Mais un fait qui nous a frappé, c'est la lenteur du travail de cicatrisation et pour elles et pour les plaies des membres inférieurs. La seconde complication, — bronchite, — n'eut aucune conséquence fâcheuse.

5° L'emploi du guaco a été assez régulier chez cette malade, mais nous avons regretté de ne pouvoir, à cause de la distance qui sépare Renancourt de Montières, où était notre principal dépôt de médicaments, continuer la tisane de guaco. Peut-être aurions-nous eu une réaction plus franche et plus rapide.

§ VI.

CONCLUSIONS

En résumé, le nombre de cas dépendant de l'épidémie régnante, dans lesquels nous avons pu prescrire le guaco d'une façon plus ou moins régulière, s'élève à dix-huit, qu'il faut décomposer de la manière suivante :

Choléra confirmé. 10 cas. — Guérisons, 6. — Morts, 4.
Cholérine. . . . . 4 —   —   4.   — 0.
Choléra cholérif. 4 —   —   4.   — 0.

En maintes circonstances, et nos observations en font foi, il nous a été impossible de prescrire régulièrement les préparations du guaco; ceci tenait à l'organisation du service. En présence d'une maladie aussi grave, aussi terriblement rapide, nous usions tout d'abord des médicaments que nous avions immédiatement sous la main pour combattre l'épidémie, et le plus souvent, nous ne recourions au guaco qu'après l'insuccès des autres préparations. Dans d'autres circonstances, la petite quantité de préparations de guaco dont nous pouvions disposer nous contraignait à suspendre l'emploi de ce médicament.

Néanmoins, il nous paraît équitable de conclure en faveur de l'action rapide de cet agent sur les centres nerveux; très-souvent nous avons cru devoir modérer son administration à cause de la rapidité de son action sur l'encéphale (1).

Un mot maintenant sur la tolérance du guaco. En général, lorsque rien ne peut séjourner dans l'estomac, la tisane de guaco est assez facilement tolérée, la potion de teinture alcoolique, mêlée à de l'eau de menthe et de

(1) Cette croyance a été partagée par tous les expérimentateurs au début de leurs expériences. Des faits irrécusables ont démontré à M. Chabert qu'il fallait, alors surtout, employer le guaco à hautes doses.

(Note de N. Pascal.)

mélisse n'est pas toujours agréablement acceptée et, à ce point de vue, il vaudrait mieux l'administrer soit étendue d'eau sucrée, sous forme d'élixir, soit même pure. Cette teinture ne titrant à l'alcoomètre que 50° centésimaux, n'offre aucun inconvénient dans cette administration.

Quant à l'alcoolé composé de guaco, son action en lavements est bien plus sûre et plus prompte que celle des lavements amidonnés et laudanisés, plus efficace que les lavements au nitrate d'argent. Si l'on tient compte du moment où nos expériences ont été faites, c'est-à-dire de la période la plus violente du choléra à Amiens, si l'on scrute attentivement nos observations, on verra que l'action de cette médication est très-rapide dans la cholérine, dans la diarrhée cholériforme, puisque jamais nous n'avons eu d'aggravation dans les cas traités par nous. Enfin, dans le choléra lui-même, cette médication peut être hardiment conseillée.

L'alcoolé composé, employé en lavements, modifie promptement les déjections; l'odeur des selles est de moins en moins prononcée, et dans la plupart des cas nous avons vu, sous l'influence de ces lavements, le nombre des corpuscules riziformes diminuer avec rapidité.

La décomposition des selles peut avoir deux sortes d'avantages : le premier de supprimer un foyer d'infection pour ceux qui assistent le malade, le second de prévenir les désordres que la résorption possible de certains principes délétères contenus dans les déjections peuvent provoquer chez le malade atteint du choléra. »

Voilà l'ensemble des observations recueillies par M. Bourneville, et l'impression favorable que l'efficacité du guaco a laissée dans son esprit. La conviction de cet expérimentateur sera partagée par tous les médecins de bonne foi qui prendront la peine de vérifier les faits publiés par lui et par tous ceux qui se sont occupés de cette plante.

Tels sont, en un mot, les documents qu'il nous appartenait de faire connaître, touchant l'efficacité du guaco dans le traitement de diverses affections et notamment du choléra épidémique, à toutes ses périodes, de la cholérine et la dyssenterie.

Ils sont suffisants pour convaincre tout homme de bonne foi que le guaco mérite d'être sérieusement et largement employé.

Ils sont assez importants pour que l'autorité prenne sur elle de conseiller l'usage de cette plante, usage toujours avantageux aux populations envahies ou menacées par l'épidémie.

Si, comme on l'a observé constamment jusqu'à ce jour, l'emploi du guaco, devenant populaire, procure dans les mains des personnes atteintes ou appelées à soigner des cholériques des résultats infiniment plus certains, des guérisons infiniment plus nombreuses, plus rapides que les médicaments du CODEX, nous n'aurons pas perdu notre temps en nous attachant, sans relâche, en dépit des persécutions d'une école de pharmacie décrépite, à la vulgarisation, au perfectionnement des diverses formules dont le guaco fait la base et l'efficacité.

Et la satisfaction d'avoir réalisé un progrès important

et précieux pour toutes les classes de la société, pour toutes les populations du globe, sera notre plus douce et plus légitime récompense.

C'était ici le cas de se conformer à l'adage :

> Eh ! mon ami, tire-moi du danger,
> Tu feras après ta harangue.

Dans la mesure de nos forces, c'est ce que nous avons fait.

CHAPITRE III

Emplois divers des préparations de guaco.

Nous venons de passer en revue les expériences de nos devanciers au Mexique et dans les autres contrées d'Amérique, nous avons également fait connaître la partie pharmacologique de leurs travaux.

Nous avons exposé les travaux plus récents accomplis en France, et les préparations que nous avons formulées avec un succès constant, et que la médecine a définitivement adoptées, soit dans le traitement du choléra, soit pour l'usage externe et pour les usages plus spécialement hygiéniques.

Voici maintenant, sous une forme plus concise, la partie pharmaceutique qui doit terminer notre travail.

Dans le traitement du choléra, les préparations de guaco auxquelles il faut avoir recours sont : *l'élixir concentré de guaco* et *l'alcoolé de gua*

L'élixir, tantôt pur, tantôt étendu d'eau, deviendra la boisson exclusive du malade.

A cet effet, si les crampes et l'algidité viennent compliquer l'abondance des vomissements et des déjections, on administrera, jusqu'à la disparition des symptômes alarmants, c'est-à-dire jusqu'à ce que la chaleur et le pouls soient revenus, une cuillerée à bouche d'élixir de guaco pur, toutes les vingt minutes, et tous les quarts d'heure une cuillerée de la potion suivante, ou plus souvent même, si le malade est tourmenté par la soif :

<pre>
Elixir de guaco. . . . . .   1 partie.
Eau . . . .   3 parties.
</pre>

On fera ce mélange en vidant dans un flacon ou une fiole un verre à bordeaux d'élixir de guaco et trois verres d'eau ordinaire.

Cet élixir, préparé sur nos indications, contient tous les principes du guaco, et peut ainsi remplacer les décoctions de la plante.

ALCOOLÉ DE GUACO.

Pour combattre la diarrhée et faire disparaître les dangers que les déjections des cholériques ont pour le malade lui-même et pour ceux qui l'entourent, en un mot pour détruire le principe infectieux et cholérigène que ces déjections peuvent renfermer, rien n'est plus efficace que l'ALCOOLÉ DE GUACO prescrit en lavements. Sous l'influence de ces irrigations intestinales, les selles du cholérique sont rapidement modifiées, les organes reprennent leur fontionnement, et en quelques heures on voit s'arrêter la diarrhée la plus persistante.

Ces lavements seront préparés et administrés de la manière suivante :

Après avoir fait prendre au malade un lavement complet, c'est-à-dire, de toute la contenance de l'irrigateur, on préparera un *lavement au quart* du même irrigateur.

On mêlera : Eau ordinaire. . . 3 parties.
Alcoolé de guaco . 1 partie.

On donnera ce quart de lavement toutes les trois heures, jusqu'à la cessation du flux intestinal. Si les déjections persistaient, on augmenterait la dose d'alcoolé de guaco, dans les proportions suivantes :

Eau ordinaire. . . . . . . 1 partie.
Alcoolé de guaco . . . . . 1 partie.
Soit, parties égales d'eau et d'alcoolé de guaco.

Chez les malades d'un tempérament nerveux très-développé, on pourrait, dans l'intervalle de deux lavements au guaco, prescrire un quart de lavement avec *quinze à vingt gouttes* de laudanum. Cette médication anticholérique est assurément la plus propre à triompher rapidement des symptômes les plus alarmants du choléra épidémique.

L'ELIXIR DE GUACO, pris à la dose d'un petit verre à liqueur, deux fois par jour, après le repas, est aussi le

meilleur des préservatifs contre les atteintes de l'épidémie.

Quant aux emplois nombreux qu'a reçu l'ALCOOLÉ DE
GUACO et au mode d'emploi de ce liquide, nous renvoyons
aux brochures enveloppant chaque flacon.

L'HYDROLÉ *de Guaco* et la LOTION HYGIÉNIQUE *au Guaco*
s'adressent à l'hygiène, à la toilette intime, aux gens bien
portants ou simplement indisposés. Ces vinaigres de toilette, par leurs propriétés, qu'ils tiennent du guaco, sont
véritablement, et surtout pour les personnes du sexe, le
conservateur de la santé et de la beauté.

Les irrigations, les ablutions et les lotions faites avec
ces agents hygiéniques conservent ou rendent aux organes
les plus délicats toute leur tonicité. En même temps, elles
préviennent ou font disparaître toute irritation, toute sécrétion exagérée ou anormale de ces organes, telles que
flueurs blanches, catarrhe utérin, feux, démangeai-
sons, etc., etc.

Le VIN DE GUACO, destiné à prendre place à côté des
vins de quinquina, est le tonique le plus puissant que
nous possédions aujourd'hui. Il est agréable et facilement toléré par tous les estomacs. On conçoit, sans peine,
que le guaco, agissant avec une très-grande rapidité, et
se trouvant absorbé lorsque la suppression ou la perver-
sion des fonctions est à peu près complète, comme dans
le choléra algide, le vin et l'élixir ayant pour base cette
plante doivent être de puissants réparateurs des forces

dans les cas de dyspepsie, de pâles couleurs, chlorose, anémie et appauvrissement du sang ; enfin, dans les accidents qui suivent et viennent compliquer ces deux états.

Le vin de guaco est administré aux mêmes doses, et dans les mêmes cas, que les vins de quinquina. Dans la convalescence qui suit le choléra et les affections ty- phoïdes, comme dans toutes les convalescences, il est parfaitement indiqué, et aucun autre vin tonique ne le remplacerait avec la même sûreté d'action.

Telles sont les préparations de guaco qui, grâce aux progrès de la chimie, ont dû remplacer celles qu'avait formulées la médecine à l'époque première où le guaco fut employé.

PARIS. — IMPRIMERIE VICTOR GOUPY, RUE GARANCIÈRE, 5.

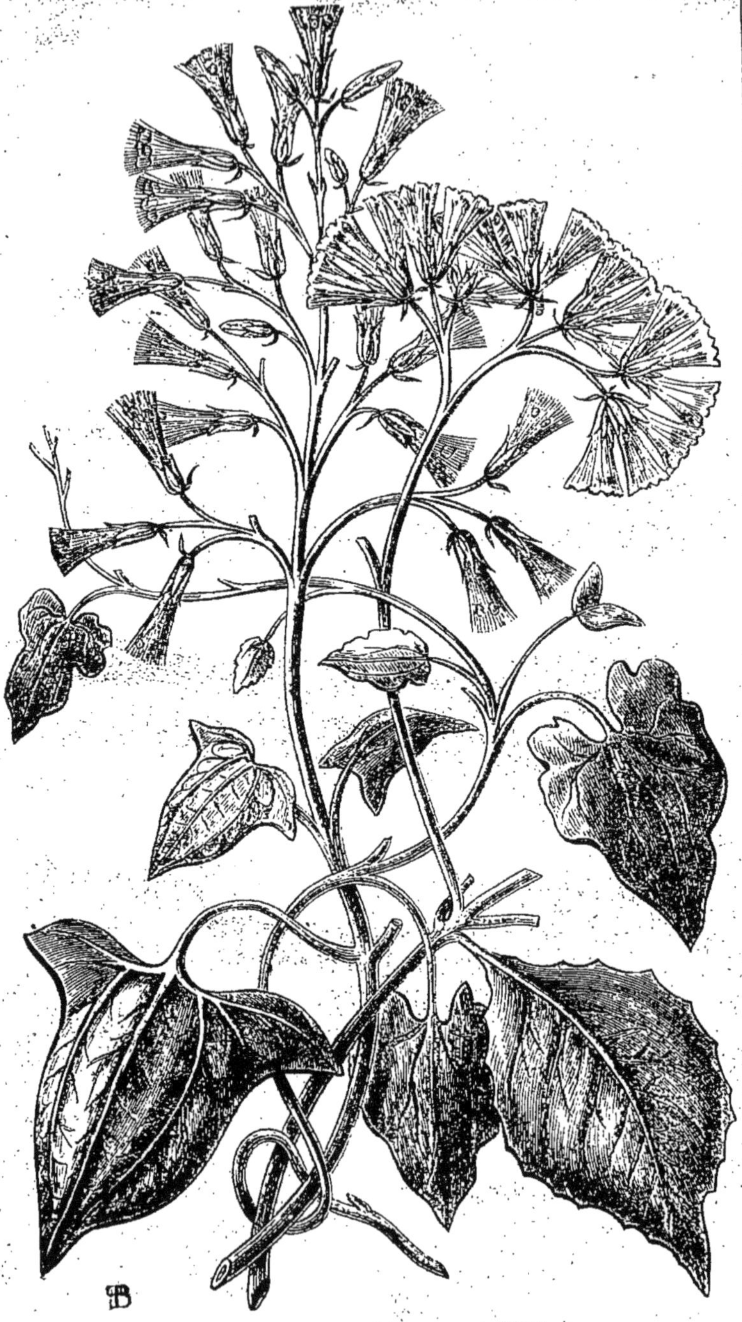

PARIS. — IMP. VVE P. R. GOUPY, RUE GARANCIÈRE, 5.

www.ingramcontent.com/pod-product-compliance
Ingram Content Group UK Ltd.
Pitfield, Milton Keynes, MK11 3LW, UK
UKHW051843140726
13696UKWH00007B/1181